An Official Journal of the Japan Association for Medical Informatics

医 療 情 報 学　　　Vol. 45　No. 1

目　　次　　　　　　　　頁

■特集 2023 年度 課題研究会活動成果報告書

栄養・運動・口腔保健・休養の自己管理のための保健医療情報研究会
……………………………………………………………………代表幹事　岡田美保子　　　6
幹事　青木　美和, 香川　璃奈
宮沢　春菜, 山田　恵子
渡邊　佳代

医療ヘルスケアのサイバーセキュリティ対策と情報共有（ISAC : Information Sharing and Analysis Center）のあり方研究会
……………………………………………………………………代表幹事　近藤　博史　10
幹事　長谷川高志

歯科・口腔医療情報における交換・連携に関する研究会
……………………………………………………………………代表幹事　野﨑　一徳　　　14
幹事　玉川　裕夫, 森本　徳明
井田　有亮, 伊藤　　豊
中原　孝洋

Terminology 課題研究会
……………………………………………………………………代表幹事　河添　悦昌　　　16
幹事　木村　通男, 荻島　創一
武田　理宏, 荒牧　英治
大江　和彦

FHIR 研究会
……………………………………………………………………代表幹事　中山　雅晴　　　18
幹事　岡田美保子, 上中進太郎
木村　映善, 塩川　康成
武田　理宏, 田中　良一
土井　俊祐, 鳥飼　幸太
美代　賢吾

JN219803

■原著-研究

日本における医療従事者6職種間の地域偏在度に関する相対比較

……………………………………………………杉山　恭平, 大堀　勝正　23

■原著-技術

国立大学病院遠隔バックアップシステム（the GEMINI Project）のリストアテストの実施結果と課題の分析

……………………………………横田慎一郎, 河添　悦昌, 井田　有亮　35

森川　工, 大江　和彦

■資料

患者を対象とした錠剤シートの表示および PHR（Personal Health Record）の利用に関する調査

……………………………………池田　和之, 浦西　洋彰, 森　健太郎　45

平田　一耕, 舟越　亮寛

■投稿規程　……………………………………………………………………　55

■編集室　…………………………………………………………………………　59

An Official Journal of the Japan Association for Medical Informatics

JAPAN JOURNAL OF MEDICAL INFORMATICS   Vol. 45   No. 1

CONTENTS   Page

■2023 Report on the Results of the Activities of the Task Force

Health and Medical Information Research Group for Self-Management of Nutrition, Exercise, Oral Health and Rest ·· 6
  Representative Secretary
    MIHOKO OKADA
  Executive Secretary
    MIWA AOKI, RINA KAGAWA, HARUNA MIYAZAWA
    KEIKO YAMADA, KAYO WATANABE

Study Group on ISAC (ISAC : Information Sharing and Analysis Center) in Healthcare ············· 10
  Representative Secretary
    HIROSHI KONDO
  Executive Secretary
    TAKASHI HAESGAWA

Study Group on Exchange and Collaboration in Dental and Oral Health Care Information ·········· 14
  Representative Secretary
    KAZUNORI NOZAKI
  Executive Secretary
    HIROO TAMAGAWA, NORIAKI MORIMOTO, YUSUKE IDA
    YUTAKA ITO, TAKAHIRO NAKAHARA

Terminology Research Group ·· 16
  Representative Secretary
    YOSHIMASA KAWAZOE
  Executive Secretary
    MICHIO KIMURA, SOICHI OGISHIMA, TOSHIHIRO TAKEDA
    EIJI ARAMAKI, KAZUHIKO OHE

FHIR Research Group $\cdots\cdots\cdots$ 18
  Representative Secretary
    MASAHARU NAKAYAMA
  Executive Secretary
    MIHOKO OKADA, SHINTAROU KAMINAKA, EIZEN KIMURA
    YASUNARI SHIOKAWA, TOSHIHIRO TAKEDA, RYOICHI TANAKA
    SHUNSUKE DOI, KOUTA TORIKAI, KENGO MIYO

■**Original Article-Notes**
  Relative Comparison of Regional Maldistribution among Six Healthcare Occupations in Japan $\cdots$ 23
    KYOUHEI SUGIYAMA and KATSUMASA OHORI

■**Original Article-Technical**
  Results and Issues of Restore Test Using the GEMINI Project Backup Data $\cdots\cdots\cdots$ 35
    SHINICHIROH YOKOTA, YOSHIMASA KAWAZOE, YUSUKE IDA
    TAKUMI MORIKAWA and KAZUHIKO OHE

■**Interest Material**
  Personal Health Record (PHR) and Tablet Sheet Label Survey of Patients $\cdots\cdots$ 45
    KAZUYUKI IKEDA, HIROAKI URANISHI, KENTAROU MORI
    IKKOU HIRATA and RYOHKAN FUNAKOSHI

■**Instruction for Authors** $\cdots\cdots\cdots$ 55
■**Editorial** $\cdots\cdots\cdots$ 59

月刊新医療データブックシリーズ

医療機器システム白書
2025 (好評発売中)

CT・MRIなど画像診断装置を中心とする「医療機器」並びに、HISを中心とする「医療情報システム」の全国普及設置状況を、調査・とりまとめたデータ集です。特に「病院情報システム」(HIS) は、『月刊新医療』本誌に掲載されていない詳細データをまとめて掲載します。

定価：39,600円（本体36,000円＋税）、A4変型、ISBN 978-4-901276-77-1

画像診断装置
- マルチスライスCT、アンギオCT
- MRI ● FPD搭載デジタルX線
- PET・PET/CT・サイクロトロン
- SPECT・SPECT/CT
- 血管造影システム

放射線治療機器・システム
- リニアック・マイクロトロン
- 小線源治療装置 ● ガンマナイフ
- 定位放射線治療システム
- 放射線治療計画システム
- 粒子線治療施設
- 手術支援システム

医療情報・医用画像情報システム
- 病院情報システム（HIS）
- 動画像ネットワークシステム

資料編
- 医療機材・機器統計資料
- 医療・保健・福祉関連システム売上高推移
- 日本画像医療システム工業会名簿
- 保健医療福祉情報システム工業会名簿

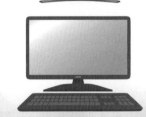

巻頭論文
- 医療機器およびシステムの最新動向と今後の展望について述べていただきます。

ココに注目！
- 主要診断装置（CT、MRI、超音波診断装置）には仕様一覧が掲載されます。

● お問い合せは 月刊新医療

発行元：株式会社エム・イー振興協会
URL：http://www.newmed.co.jp　E-mail：bo@newmed.co.jp

特集 2023 年度 課題研究会活動成果報告書

【課題研究会名】

栄養・運動・口腔保健・休養の自己管理のための保健医療情報研究会

【設置期間】
設置期間：2021 年 4 月 1 日～2024 年 3 月 31 日

【代表幹事の氏名・所属】
岡田美保子（一般社団法人医療データ活用基盤整備機構）

【幹事の氏名・所属】

青木　美和（東京大学大学院 医学系研究科 医療情報学分野 博士課程）

香川　璃奈（筑波大学 医学医療系，筑波大学附属病院）

宮沢　春菜（新潟大学医歯学総合病院）

山田　恵子（埼玉県立大学，東京大学医学部附属病院）

渡邊　佳代（川崎医療福祉大学 医療情報学科）

活動成果の概要

　課題研究会活動の趣旨に沿って，2023 年度はヘルスケアアプリあるいはツールのゴールとは何かを考えることを目的とする課題研究会主催ワークショップ「自己管理を支えるデジタルヘルスツール―生き残るアプリの条件とは」を開催し，課題研究会幹事より 2 題，外部研究者より 2 題の講演と討議を行った．本ワークショップの成果をまとめ，「医療情報学会誌」Forum に投稿し，採択された．また，健康の社会的決定要因（SDH）に焦点を当て，「これだけは知っておきたい Social determinant of health とは」と題する研究会（勉強会）を，外部研究者を招き開催した．国際標準関係では ISO/TC215 WG11 に課題研究会幹事 3 名がエキスパート登録して活動している．また，2023 年 10 月 13 日～14 日の間，東京で開催された国際ワークショップ Personalized Health Navigation (PHN) Food & Nutrition Workshop の企画運営支援を行うとともに，課題研究会から 7 名（うち幹事 4 名）が参加し，関連テーマについ

て発表した．

1）課題研究会主催ワークショップの開催

　テーマ：「自己管理を支えるデジタルヘルスツール―生き残るアプリの条件とは」

　開催日時：2023 年 11 月 27 日（月）13：30～15：40

　参加費：無料

　開催方法：ウェブ開催

　技師ポイント：1 ポイント（感想文入力していただいた方のみ）

　【要旨】 2022 年のヘルスケアアプリの世界市場規模は約 100 億ドルであり，2023-28 年には 300 億ドルを超えると予想されている．日本での市場規模はまだ小さいが，今後成長が見込まれる分野であり，高齢化社会における健康寿命の延伸，医療費の適正化といった課題に対し，アプリを中心としたデジタルヘルスツールの健康支援が多数実装され始めている．現時点では，食事，運動，休養など，日常生活データの取得と，行動変容による生活習慣病関連の重症化予防や症状の改善，さらには QOL の向上などの目的の健康支援アプリ

が多く見られる．しかし，そうしたサービスのうち市民権を得てゆくものはごく一握りである．本ワークショップでは，市場で競争力を得てゆくヘルスケアアプリの条件とは，真に必要とされるヘルスケアアプリとは，そしてアプリのゴールとは何かを考える．

【プログラム】

講演1「自己管理アプリによって健康は改善するか？文献レビューから」

山田恵子（埼玉県立大学/東京大学医学部附属病院）

講演2「AIを使う人間の認知バイアス」

香川璃奈（筑波大学）

講演3「誰のための服薬確認：デジタルヘルスツールと結核治療」

座間智子（公益財団法人結核予防会結核研究所 対策支援部 保健看護学科）

講演4「医師が処方する治療アプリ（DTx）の社会実装と課題」

鈴木　晋（株式会社CureApp 開発統括取締役/医師）

全体討論

2）研究会（勉強会）の開催

健康の社会的決定要因（Social determinant of health：SDH）に焦点を当てて，以下の研究会（勉強会）を開催した．

日時：2024年3月19日（火）12時～13時

テーマ「これだけは知っておきたい Social determinant of health とは」

講師　佐藤豪竜（京都大学大学院 医学研究科助教/慶應義塾大学大学院 政策・メディア研究科特任講師）

3）国際標準化活動との連携

①　ISO/TC215 WG11 "Personalized Digital Health"に本課題研究会幹事3名（青木，山田，岡田）がエキスパートとして参加し，活動した．

②　2023年10月13日-14日に東京で開催されたPersonalized Health Navigation（PHN）Food & Nutrition Workshop の運営支援を行うとともに，本課題研究会から幹事（宮沢，山田，渡

邊，岡田），他研究会メンバーが参加した．

オーガナイザ Todd Cooper, Ramesh Jain, Mihoko Okada

日時：2023年10月13日（金）9：00～17：00，14日（土）9：00～17：00

場所：フクラシア品川クリスタル（港南）「会議室C」

プログラム概要

個人化デジタルヘルス（Personalized Digital Health）の広いスコープの中で，個人化ヘルスナビゲーション（Personalized Health Navigation：PHN）に焦点をあて，応用領域として食品と栄養の多様な側面における研究開発・標準等について議論する．ISO9472-20100 PHN-Food & Nutrition プロジェクトおよび9472--20200 PHN-Purpose-oriented Self-health Activities（PSA）プロジェクトの適用について議論が深まることを期待する．

1.　個人化ヘルスナビゲーションにおけるFood & Nutrition のトピックに関する背景

Ramesh Jain, University of California, Irvine

2.　Food & Nutrition のフロンティア

Food Atlas, Food Navigator, AIがサポートするプラットフォーム，Health Robots & Personal Health Assistants などFood & Nutrition をサポートするPHNテクノロジーを用いる，または恩恵を受けるプロジェクト

2.1　Food computing for Precision Nutrition, Weiqing Min, Institute of Computing Technology, Chinese Academy of Sciences

2.2　Thrifty Food Tweets on a Rainy Day：Analyzing the Language of Food in Various Contexts, Maija Kale, University of Latvia/Matiss Rikters, National Institute of Advanced Industrial Science and Technology

2.3　Food Logging for Life Cycle Assessment, Yoko Yamakata, University of Tokyo

3.　Workshop：Personalized Health Navigation, Ramesh Jain/Todd Cooper

3.1　Personalized Health Navigation（PHN）

アーキテクチャ

PHN アーキテクチャの基本要素と健康の特定の側面への適用を理解する．DTx 等の製品，PHN プラットフォームからどのようにベネフィットが得られるかを評価

3.2 Food & Nutrition ナビゲーションの課題

ユースケース，シナリオ，技術的側面を含む対処すべき現状と課題（ギャップ）の特定

4. Workshop：PHN に関する ISO と HL7 規格の話題

4.1 Food & Nutrition 標準戦略開発，Todd Cooper

優先的な重点分野と標準の開発と実装のロードマップ

4.2 PHN Food & Nutrition プロジェクト，Todd Cooper

PHN レポートの概要のレビューおよび FHIR IG の考慮事項

4.3 ISO 9472--20100 PHN-F&N TS, Todd Cooper/Ramesh Jain

プロジェクトの概要と ISO 提案 -- ユースケース，インフォマティクスコンポーネント等

4.4 ISO 9472--20200 PHN-Purpose-oriented self-health activities (PSA) に係る話題

PSA の概念，モデリング，PHN アーキテクチャとの関係，F&N 標準との関連

—Concepts and Modeling of Purpose-oriented self-health activities (PSA)

Mihoko Okada, Institute of Health Data Infrastructure for All/Yoshihide Nagase, Technologic Art

—Application of PSA：A Case Study in Community Nutrition Class

Kayo Watanabe, Kawasaki University of Medial Welfare/Haruna Miyazawa, Niigata University/Mihoko Okada

5. Multimedia food recording tool needs standard of food information

Kiyoharu Aizawa, University of Tokyo

4) 医療情報学会誌 Forum への投稿

課題研究会の活動を紹介する以下の記事を「医療情報学誌」Forum に投稿し，採択された（採択：2024 年 3 月 22 日掲載：医療情報学 44 巻 3 号）

タイトル：ワークショップ活動報告：自己管理を支えるデジタルヘルスツール—生き残るツールの条件とは—

著者：青木美和[1,2]，香川璃奈[3]，座間智子[4]，鈴木　晋[5]，山田恵子[6,7]

[1]東京大学大学院 医学系研究科，[2]一般社団法人医療データ活用基盤整備機構，[3]筑波大学医学医療系，[4]公益財団法人結核予防会結核研究所 対策支援部，[5]株式会社 CureApp，[6]埼玉県立大学 保健医療福祉学部，[7]東京大学医学部附属病院

【要約】

本テーマについて最前線で活躍される皆様に話題提供をいただき討議した．

講演 1「自己管理アプリによって健康は改善するか？文献レビューから」（演者：山田恵子）では，ヘルスケアアプリの市場規模や文献レビューを含め広い視野での自己管理アプリの現状と課題について，講演 2「AI を使う人間の認知バイアス」（演者：香川璃奈）では，アプリの利用者側である人間の認知バイアスに焦点をあてた話題について，講演 3「誰のための服薬確認：デジタルヘルスツールと結核治療」（演者：座間智子）では結核対策の服薬支援ツールとして保健師と対象者をつなぐ服薬支援アプリの現状課題について，講演 4「医師が処方する治療アプリ（DTx）の社会実装と課題」（演者：鈴木　晋）では行動変容を促すアプリとして保険収載された高血圧治療アプリの開発・承認，運用や課題について，それぞれ話題提供がなされ，参加者からの活発な質問を受けて討議を行った．本質的な意味でのデジタルヘルスツールの方向を探る絶好の議論の機会となった．

5) 競争的研究資金の獲得

① 新潟大学令和 5 年度 U-go グラント（一般枠）

研究期間：令和5年8月〜令和6年3月

配分額：75万円

研究課題名：「過疎地域在住高齢者における健康行動の効果的な自己管理及び記録情報活用の検討〜地域包括ケアシステムモデルへの貢献を目指して〜」

研究代表者：宮沢春菜（研究分担者：濃野　要，米澤大輔，笠巻純一）

②　埼玉県立大学奨励研究費（S）2024--5

研究期間：令和6年4月〜令和7年3月

配分額：200万円

研究課題名：「高齢労働者の転倒及びロコモ対策のためのデジタルデバイスにおける運動プログラム開発」

研究代表者：山田恵子（研究分担者：金村尚彦，久保田圭佑）

活動成果の発表

［雑誌論文］計（3）件

①　渡邊佳代，大井悠成，山﨑　幸，武政睦子，宮沢春菜，岡田美保子：運動・口腔・栄養・休養領域の自己管理のための保健医療情報実証テスト．医療情報学 **43**（Suppl.）；1083-1085, 2023.

②　青木美和，香川璃奈，座間智子，鈴木　晋，山田恵子：ワークショップ活動報告：自己管理を支えるデジタルヘルスツール―生き残るツールの条件とは―．医療情報学 **44**（3）；153-157, 2024.

③　岡田美保子，青木美和，香川璃奈，宮沢春菜，山田恵子，渡邊佳代：栄養・運動・口腔保健・休養の自己管理のための保健医療情報研究会．特集 2022 年度課題研究会活動成果報告書，医療情報学 **43**（5）；192-195, 2023.

［学会発表］計（8）件

①　山田恵子，名田　茂，田口友美恵，大木孝裕，緒方　徹：SNS（Social Networking Service）を用いた運動習慣への介入の試み．日本運動器科学会，2023 年 7 月 8 日．

②　大木孝裕，山田恵子，緒方　徹：ロコモティブシンドローム患者への歩行指導における加速度センサーの活用についての検討．日本運動器科学会，2023 年 7 月 9 日．

③　Mihoko Okada, Yoshihide Nagase：Concepts and Modeling of Purpose-oriented self-health activities（PSA）, Personalized Health Navigation（PHN）Food & Nutrition Workshop, Tokyo, October 2023.

④　Kayo Watanabe, Mihoko Okada：Application of PSA：A Case Study in Community Nutrition Class, Personalized Health Navigation（PHN）Food & Nutrition Workshop, Tokyo, October 2023.

⑤　香川璃奈：AI 開発ライフサイクルに人間の認知バイアスが与える影響〜AI をつくる・つかう人間を知る〜，第 71 回産総研人工知能セミナー，2023 年 11 月 16 日．

⑥　山田恵子：自己管理アプリによって健康は改善するか？文献レビューから．課題研究会主催ワークショップ「自己管理を支えるデジタルヘルスツール―生き残るアプリの条件とは―」，東京，2023 年 11 月 27 日．

⑦　香川璃奈：AI を使う人間の認知バイアス．課題研究会主催ワークショップ「自己管理を支えるデジタルヘルスツール―生き残るアプリの条件とは―」，東京，2023 年 11 月 27 日．

⑧　山田恵子：医療情報の多様化に伴うヘルスコミュニケーションのあり方．第 122 回 HGPI セミナー，2023 年 12 月 19 日．

特集 2023年度 課題研究会活動成果報告書

【課題研究会名】

医療ヘルスケアのサイバーセキュリティ対策と情報共有（ISAC：Information Sharing and Analysis Center）のあり方研究会

【設置期間】
2022年4月から2024年3月
【代表幹事の氏名・所属】
近藤　博史（協立記念病院）
【幹事の氏名・所属】
長谷川高志（日本遠隔医療協会）

活動成果の概要

　はじめに，近藤が国立大学病院医療情報部長会会長（2018年4月から2020年3月）だったことから2020年夏から厚生労働省医政局からのコンタクトがあり，世界的なISAC（Information Sharing and Analysis Center）構築の動きの中，日本では金融系，電力系などの形成があるが，日本の医療系の組織形成のために協力を依頼された．このため，当時の部長会会長の宇宿先生と相談し，国立大学病院医療情報部長会に担当者を決めた．具体的には日本医療情報学会と，会長をしている日本遠隔医療学会でサイバーセキュリティをテーマにしたシンポジウムの企画をして，金融系，電力系の担当者にも講演を依頼し活動を始めた．このことにより2020年9月から厚生労働省の調査研究費をいただけるようにしていただいた．また，組織形成のために2021年度から日本医療情報学会の本研究会を申請し，認められた．2021年の徳島県の半田病院のサイバー攻撃事例を受けて2021年度末から2022年度に予算の追加を得て全国の中小病院のネットワーク調査を行った．

　厚生労働省のサイバーセキュリティに関する調査研究を行い，成果発表と情報収集を目的に日本遠隔医療学会学術大会，医療情報学連合大会，日本遠隔医療学会スプリングカンファレンスでシンポジウムを開催した．近藤は日本医学放射線学会の遠隔画像診断ガイドライン更新案作成に参加し，サイバーセキュリティ関連部分を担当した．第21回一般社団法人遠隔画像診断サービス連合会（ATS）セミナー，日本透析医会の教育講演，大阪大学学友会の基調講演，東京都立病院機構の診療放射線技師研修会で講演し，これらの内容は関連の出版物等にて掲載されている．また，同時に組織化に向けて厚生省参事官室の指導のもと，日本の医療分野ISACとしてCISSMEDを構築し，10月の日本医療情報学連合大会にて広報，参加者の募集を行った．これにより本事業の当初の目的を達成したので，2023年度で本事業の終了とした．

　※なお，名称をCISSMEDとしたのは，日本ではすでに「医療ISAC」の名称は別組織が使用しており，この名称にした．また，CISSMEDはあくまでもシステム利用者の会であり，国内の中小医療機関の多くの利用者が参加し，活発に議論す

ることを目的にしており，指導的立場の本研究会の会員に参加されていた先生方には一会員として側方支援を願うことにしている．

資料 1．厚生労働行政推進調査事業費（医療分野の情報化の推進に伴う医療機関等におけるサイバーセキュリティ対策のあり方に関する調査研究(21IA2013)）¥104,318,000

活動成果の発表

[雑誌論文] 計 8 件
① 近藤博史：サイバーセキュリティの遅れと医療 DX の遅れは同源です．第 226 回私と医療，p.55，新医療 2024 年 2 月号．
② 近藤博史：学会長講演 日本の医療 DX の遅れとサイバーセキュリティの遅れは同源です．—現状と対策について，見える化から統合です．—，pp.27-28，第 27 回日本遠隔医療学会学術大会プログラム・抄録集．
③ 近藤博史：シンポジウム 3「医療機関のサイバーセキュリティに関する展望—厚生労働省行政推進調査事業による病院サイバーセキュリティ調査研究」，pp.45-46，第 27 回日本遠隔医療学会学術大会プログラム・抄録集．
④ 近藤博史：はじめに，p.111，287(2)，2023，医学のあゆみ．
⑤ 近藤博史：総論：遠隔医療，オンライン診療の現況 医療 DX，技術基盤，セキュリティ，pp.112-120，287(2)，2023，医学のあゆみ．
⑥ 近藤博史：特集 2 遠隔画像診断の最新動向と未来予測 序説，p.197，40(2)，2024，臨床画像．
⑦ 近藤博史：特集 2 遠隔画像診断の最新動向と未来予測 医療 DX を勧める遠隔医療における画像診断，pp.198-208，40(2)，2024 臨床画像．
⑧ Hiroshi Kondoh：Educational Lecture REL-1-1 Information Security of Medical Institutes, S239, The 83rd Annual Meeting of the Japan Radiological Society Abstracts.

[学会発表] 計 6 件
① 日本遠隔医療学会学術大会 シンポジウム 3：

サイバーセキュリティ・遠隔医療基盤検討分科会「医療機関のサイバーセキュリティに関する展望—厚生労働行政推進調査事業による病院サイバーセキュリティ調査研究—」
座長：近藤博史（協立記念病院/特定非営利活動法人日本遠隔医療協会）
　　　長谷川高志（特定非営利活動法人日本遠隔医療協会）
S3-1　医療機関のサイバーセキュリティに関する展望
　　　—厚生労働行政推進調査事業による病院サイバーセキュリティ調査研究—
　　　近藤博史（協立記念病院/特定非営利活動法人日本遠隔医療協会）
S3-2　調査を担当した経験（1）
　　　関原弘樹（株式会社インフォメーション・ディベロプメント）
S3-3　調査を担当した経験（2）
　　　松村亮一（株式会社 SHIFT）
S3-4　調査を担当した経験（3）
　　　川上正春（BEX Consulting 株式会社）
S3-5　調査を担当した経験（4）
　　　高橋道也（株式会社ヘルスブリッジ）
S3-6　調査を担当した経験（5）
　　　福重秀文（ステラジャパン株式会社）
S3-7　調査を担当した経験（6）
　　　落合一則（セコム山陰株式会社）
S3-8　調査をスーパーバイジングした経験
　　　西村元宏（セコム山陰株式会社）
S3-9　調査方式の構築経験と今後の展開の可能性
　　　長谷川高志（特定非営利活動法人日本遠隔医療協会）
指定発言
　　　岡本　潤（厚生労働省医政局/特定医薬品開発支援・医療情報担当参事官室）
② 医療情報学連合大会 共同企画 14「施設間データ統合の目的と課題—EHR のセキュリティと遠隔 ICU の目指すもの—（日本遠隔医療学会）」
　　　座長：近藤博史（協和会協立記念病院），

長谷川高志（日本遠隔医療学会）

4-F-3-01　施設間データ統合の目的と課題—EHRと遠隔ICUの目指すものとセキュリティ—

近藤博史（日本遠隔医療協会）

4-F-3-02　遠隔ICUに必要なセキュリティとデータ利活用について

高木俊介（横浜市立大学附属病院）

4-F-3-03　EHRのセキュリティと遠隔ICUの目指すもの—サイバーセキュリティへの医療としての社会的評価の検討—

長谷川高志（日本遠隔医療協会）

4-F-3-04　日本における遠隔ICU普及のための道程

橋本　悟（集中治療コラボレーションネットワーク）

③　医療情報学連合大会産学連携企画
「みんなでつくるセキュリティの医療現場改革に向けて　情報共有体制の重要性」

座長：武田理宏（大阪大学），並川寛和（保健医療福祉情報システム工業会（JAHIS））

4-A-4-01　医療分野におけるサイバーセキュリティ対策の厚生労働省の取組について

新畑覚也（厚生労働省 医政局 特定医薬品開発支援・医療情報担当参事官室）

4-A-4-02　医療情報技師の観点からの医療分野のISACの必要性

谷川琢海（北海道科学大学）

4-A-4-03　医療分野における医療機関関係者・医療従事者を中心としたISAC設立に向けた検討

大谷俊介（誠馨会千葉中央メディカルセンター）

4-A-4-04　ISAC等で使用するサイバーセキュリティに関連する情報共有ツールSIGNALに関して

洞田慎一（JPCERTコーディネーションセンター）

④　日本遠隔医療学会スプリングカンファレンス
特別企画Ⅰ「医療DXの基盤となるサイバーセキュリティ技術の展望と実際」

座長：長谷川高志（日本遠隔医療協会）

講演1　「サイバーセキュリティの基本はISMSです．ウイルス検知は対策方法の一部です．」

近藤博史（協立記念病院，日本遠隔医療協会）

講演2　「医療機関におけるサイバーセキュリティ対策の実際」

西村元宏（セコム山陰株式会社）

⑤　医療情報学会春季学術大会

PB-38　厚生労働省の中小病院のサイバーセキュリティ調査研究から—https接続，携帯デジタル通信の現状と対策—

近藤博史（医療法人協和会協立記念病院）

⑥　日本遠隔医療学会学会長講演
「日本の医療DXの遅れとサイバーセキュリティの遅れは同源です．—現状と対策について，見える化から統合です．—」

座長：児玉直樹（新潟医療福祉大学 診療放射線学科/運動機能医科学研究所）

近藤博史（協立記念病院）

病院情報システム内製化の手引き
―環境の変化に適応するための理論と実践―

編著者 **飯田 修平**
（公益財団法人東京都医療保健協会／
練馬総合病院名誉院長）

執筆者 **小谷野 圭子**
（同協会 情報・質管理部 質保証室 室長）

堀　　裕士
（同協会 情報・質管理部 質保証室）

定　価：**2,750** 円（本体 2,500 円＋税）
判　型：B5判、並製、84 ページ
ISBN 978-4-86705-821-3
発行日：2024 年 2 月 26 日

　本書では、HIS を補完する重要な方法である内製化に関する理論と実践の考え方と事例を紹介します。病院運営の重要な手法である内製化の考え方・道具を正しく理解し活用することが、今や、すべての病院で不可欠となっています。

　本書の目的は、①データセットおよび通信手順の標準化に基づく相互運用性の確保、②自組織の望ましい形の運用に合わせた HIS の構築、③理論と実践に基づく、筆者らの考えと経験を提示、④幹部職員は指示・命令・許認可するだけではなく、内製化の意義を理解し、自院の方針に適合しているかを確認、⑤内製化に関して、業務を熟知する現場の職員は、情報システムを利用するだけではなく、開発にも関与すべきである、ことを明らかにすることです。

目　次

はじめに
Ⅰ　本書出版までの経緯
Ⅱ　経営と情報
Ⅲ　病院情報システム（HIS）の特徴と内製化
Ⅳ　情報（理論・技術）の進展による社会情勢の変化
Ⅴ　内製化の考え方・ツール（道具）・手順
Ⅵ　内製化と他の仕組みとの連携
Ⅶ　内製化の考え方と開発経緯
Ⅷ　内製化ソフトウェアの評価
Ⅸ　今後の課題
おわりに

書籍の購入の申し込みは、下記弊社ホームページ URL まで。
URL：www.shinoharashinsha.co.jp

篠原出版新社　〒113-0034　東京都文京区湯島 3-3-4 高柳ビル　電話：(03) 5812-4191（代表）
E-mail：info@shinoharashinsha.co.jp　URL：www.shinoharashinsha.co.jp

特集 2023 年度 課題研究会活動成果報告書

【課題研究会名】

歯科・口腔医療情報における交換・連携に関する研究会

【設置期間】

2022 年 3 月 18 日 至 2025 年 3 月 31 日

【代表幹事の氏名・所属】

野﨑　一徳（大阪大学歯学部附属病院）

【幹事の氏名・所属】

玉川　裕夫（日本歯科医師会）

森本　徳明（矯正歯科森本）

井田　有亮（東京大学大学院 医学系研究科）

伊藤　豊（北海道大学病院）

中原　孝洋（京都医療センター）

活動成果の概要

2023 年度，歯科・口腔医療情報における交換・連携に関する研究会では，第 43 回医療情報学連合大会における企画セッション・シンポジウムを開催した．第 43 回医療情報学連合大会において，「歯科医療情報共有化と異分野融合によるデータ駆動型時代の歯科医療」をテーマにシンポジウムを開催した．シンポジウムでは，座長 2 名，シンポジスト 6 名にご登壇いただき，それぞれ所属分野が歯学，企業，工学，情報学，社団法人，計算機センター，理学等であることから，まさしく異分野融合による議論が交わされた．具体的には，歯科における医療情報の共有を目指すために必要となるデータ交換のプロトコルを決める議論がなされた．続いて，一般歯科診療所での医療 DX に関して現在の行政の取り組みを中心に情報提供がなされた．次に，全国共用利用施設としてスーパーコンピューターや超大容量記憶装置を用いたアカデミア向け情報サービス運用を指揮している方からの，歯科医療におけるデータの管理方法と医療用 AI 等へのデータ活用時における注意点などの

解説がなされた．また，AI を用いて構音障害患者の聞き取りにくい音声を誰にでも理解できる音声に変換する取り組みに関して発表があった．さらに，構音障害患者の器質的な問題に取り組むために医用画像を用いた数理的な構音モデル構築に関する発表がなされた．最後に歯学部 6 年生が医療情報に興味を持ち 1 年間，医療安全に役立つ AI の構築に取り組み，その成果の報告があった．このように，異分野融合と医療情報というデータを元にしたアプリケーション開発の可能性，そしてデータの収集と統合に関して，一気通貫で課題を議論することができるシンポジウムを開催した．

活動成果の発表

[雑誌論文] 計 3 件

① Shintaro Nishimoto, Shintaro Oka, Kazunori Nozaki : Accuracy Evaluation of an Estimation System for Dental Treatment Sites by Using Image Recognition, MEDINFO 2023, IOS Press, pp. 1418-1419, 2024.

② Eriko Nambu, Kazunori Nozaki, Kazuma Ko-

komoto, Mikako Hayashi : Effect of Push-Pull HEPA Filters on Air Age in a Dental Treatment Room, MEDINFO 2023, IOS Press, pp.1470-1471, 2024.

③ Shintaro Oka, Kazunori Nozaki, Mikako Hayashi : An efficient annotation method for image recognition of dental instruments, Scientific Reports 43(1), 169, 2023.

［学会発表］計 1 件

① 野崎一徳. 健康医療データの質を保証する安全安心な医療 AI サービスプラットフォームの構築. 研究データエコシステム構築事業シンポジウム. 2023 年 9 月. 東京.

［その他］計 1 件

① 公募シンポジウム「歯科医療情報共有化と異分野融合によるデータ駆動型時代の歯科医療」開催. 第 43 回医療情報連合大会

特集 2023年度 課題研究会活動成果報告書

【課題研究会名】

Terminology 課題研究会

【設置期間】

設置期間：2023年3月23日〜2026年3月31日

【代表幹事の氏名・所属】

河添　悦昌（東京大学大学院 医学研究科）

【幹事の氏名・所属】

木村　通男（川崎医療福祉大学）

荻島　創一（東北大学）

武田　理宏（大阪大学）

荒牧　英治（奈良先端科学技術大学院大学）

大江　和彦（東京大学）

活動成果の概要

HL7-FHIR をはじめ標準化された診療情報をリアルワールドデータとして活用するためには，医療分野の用語を整備し，これを持続する必要がある．2023年度は，第3期戦略的イノベーション創造プログラムにおいて，「医療機関・ベンダー・システムの垣根を超えた医療データ基盤構築による組織横断的な医療情報収集の実現（テーマ D1）」ならびに「統合型の医学概念・知識連結データベースの構築及び医療文書の自動分析基盤の整備（テーマ D2）」に参画し，これらプロジェクトのアウトリーチ活動と連動する形式で医療情報の標準化とそれを支える用語基盤の重要性を述べてきた．また，日本医療情報学会の HL7®FHIR® 日本実装検討WG(NeXEHRS研究会)のサブワーキンググループにおいて，各種 FHIR プロファイル （JP Core AllergyIntolerance, JP Core Condition, JP Core Condition Diagnosis, JP Core Procedure, JP Core FamilyMemberHistory） を定義するうえで必要となるコードシステムについての検討を行った．特にアレルゲンのコードシステムについては，これを新しく開発し，厚生労働省が開発を進める電子カルテ情報共有サービスのアレルゲンコードの候補となるに至った．

活動成果の発表

［雑誌論文］計（1）件

① 榎原芽美，柴田大作，篠原恵美子，河添悦昌，大江和彦．UMLS からの同義語を追加した形態素解析辞書を使用した Phenotyping の性能評価．医療情報学 44(1)：21-18, 2023.

［学会発表］計（2）件

① 河添悦昌，永島里美，大江和彦．アレルギー情報の標準化を目指す J-FAGY アレルゲン用語集．第43回医療情報学連合大会．

② 関　倫久，河添悦昌，大江和彦．国内医療機関ウェブサイトにおけるアクセス解析サービスの利用状況の調査研究．第27回日本医療情報学春季学術大会．2023年6月30日．

［その他］計（5）件

① ChatGPT が医療に与えるインパクト．日本医療情報学会 NeXEHRS研究会 緊急シンポジウム

ChatGPT は医療情報研究と医療を変えるか？（2023 年 5 月 19 日）.

② 医療デジタルツインを加速する自然言語処理. 第 31 回日本医学会総会 U40 委員会企画 AI は医師を置き換えるか？ ～医療 AI の未来予想図～（2023 年 4 月 22 日）.

③ アレルギーのコード JFAGY の策定. 日本医療情報学会 NeXEHRS 研究会.「医療 DX における標準化：次世代医療情報標準 FHIR の新しい展開」（2023 年 11 月 28 日）.

④ 内閣府 SIP：統合型ヘルスケアシステムの構築に向けた組織横断的な医療情報収集の実現. 日本医療情報学会 NeXEHRS 研究会（2023 年 12 月 13 日）.

⑤ SIP 統合型ヘルスケアシステムの構築 公開シンポジウムテーマ D1 医療機関・ベンダー・システムの垣根を超えた医療データ基盤構築による織横断的な医療情報収集の実現（2024 年 03 月 22 日）.

⑥ SIP 統合型ヘルスケアシステムの構築 テーマ D2 統合型の医学概念・知識連結データベースの構築及び医療文書の自動分析基盤の整備（2024 年 03 月 22 日）.

特集 2023 年度 課題研究会活動成果報告書

【課題研究会名】
FHIR 研究会

【設置期間】
第 1 期：2019 年 7 月～2023 年 3 月，第 2 期：2023 年 4 月～2026 年 3 月

【代表幹事の氏名・所属】
中山　雅晴（東北大学大学院 医学系研究科）

【幹事の氏名・所属】
岡田美保子（一般社団法人医療データ活用基盤整備機構）
上中進太郎（株式会社セールスフォース・ジャパン）
木村　映善（愛媛大学大学院 医学系研究科）
塩川　康成（キヤノンメディカルシステムズ株式会社）
武田　理宏（大阪大学大学院 医学系研究科）
田中　良一（岩手医科大学 歯学部）
土井　俊祐（千葉大学医学部附属病院）
鳥飼　幸太（群馬大学医学部附属病院）
美代　賢吾（国際医療研究センター）

活動成果の概要

Fast Healthcare Interoperability Resources (FHIR®) が日本においても医療情報データ交換の標準規約として確立されるなか，FHIR 研究会では会員それぞれが HL7 FHIR® 日本実装検討 WG への参加および協力，シンポジウムやセミナーの開催・後援，学術的実務的課題探究，各施設における FHIR 実装，論文や口演などの研究発表などを行い，FHIR 普及への貢献および課題解決に尽力した．個々の活動詳細は末尾に列挙するが，概要ではシンポジウムと後援について記載する．

まず，研究会主体として，第 43 回医療情報学連合大会・第 24 回医療情報学会学術大会においてシンポジウムを行った（2023 年 11 月 24 日）．タイトルは「FHIR に準拠したシステムの社会実装における利点と課題」であり，座長を土井，上

中両幹事が務めた．背景として，データヘルス改革のもと FHIR の普及に向けた動きが本格化し，実装に関わる検討は喫緊の課題となっている．例えば，独自に FHIR 形式にマッピングしていたデータを改めて JPCore v1 に準拠した形で整備し直すことや，これから優先して開発すべきプロファイルの明確化，複数のシステム及びアプリケーション間における FHIR 連携の経験の蓄積，既存のシステムとの相互運用性の担保，全国の医療機関の連携にむけたスケーラビリティへの配慮，検索条件やスピードの向上など，様々なシチュエーションにおける検証が必要と考えられる．本シンポジウムでは，これまで活動してきた FHIR 研究会員からの報告の他，電子カルテベンダーにおける取り組みも共有し，実装にむけた現状の把握と課題の確認を行った．また，今後実装が期待される領域として，透析医療情報の標準化を挙げ，透析医療の専門家に加わって頂き，透析関連情報

の活用等様々な観点から議論を深めた．具体的な登壇者とタイトルは以下の通り．①木村雅彦様（日本アイ・ビー・エム）IBM における HL7 FHIR に関する取り組み状況について，②矢原潤一様（日本電気株式会社）NEC における HL7 FHIR 規格の活用状況について，③小山内尚様（富士通株式会社）富士通「Healthy Living Platform」を活用した HL7 FHIR の取り組み状況について，④木村映善幹事（愛媛大学）OHDSI への参加の為の FHIR Facade Server の活用の取り組み，⑤鳥飼幸太幹事（群馬大学医学部附属病院）FHIR に準拠したシステムの社会実装における利点と課題，⑥山川智之様（日本透析医会）透析医療における医療情報標準化の課題と展望，⑦宮崎真理子様（東北大学）透析情報の標準規格開発並びに透析診療施設間の連携を支援する標準化，⑧宮川博光様（大阪急性期・総合医療センター）サイバー攻撃による電子カルテシステム停止下での透析室運営の経験．

　さらに，第9回岩手医療情報研究会の後援を行った（2023年12月9日）．テーマは「医療情報標準化 HL7-FHIR って何？」であり，当研究会からは土井幹事が「HL7-FHIR 基本の「キ」」と題した教育講演を，田中幹事座長のもと，美代幹事による「医療界隈の情報化を俯瞰する〜何を目指して，何が始まろうとしているのか〜」と題した特別講演をそれぞれ行い，盛会となった．

活動成果の発表

［雑誌論文］計（21）件

① 宮崎真理子，岡田美保子，他：透析情報の標準規格開発並びに透析診療施設間の連携を支援する標準化．医療情報学 2023；**43**（Suppl.）：378-380.

② 渡邊佳代，岡田美保子，他：運動・口腔・栄養・休養領域の自己管理のための保健医療情報実証テスト．医療情報学 2023；**43**（Suppl.）：1083-1085.

③ 佐々木香織，木村映善，他：Scottish Safe Haven における TRE と Five Safes Model から学ぶ—改正次世代医療基盤法に基づく「仮名加工医療情報」の利活用に向けて—．医療情報学 2023；**43**（Suppl.）：325-328.

④ Hanai A, Takeda T, et al. Explainable Machine Learning Classification to Identify Vulnerable Groups Among Parenting Mothers : Web-Based Cross-Sectional Questionnaire Study. JMIR Form Res. Vol.8, e47372 (1-12). 2024.

⑤ Sugimoto K, Takeda T, et al. Classification of Diagnostic Certainty in Radiology Reports with Deep Learning. Studies in health technology and informatics. Vol.310, 569-573. 2024.

⑥ Kodama K, Takeda T, et al. Impact of an Electronic Medical Record-Connected Questionnaire on Efficient Nursing Documentation : Usability and Efficacy Study. JMIR nursing. Vol.6, e51303 (1-14). 2023.

⑦ 吉田直樹，武田理宏，他：臨中ネット事業と電子処方箋の用法マスタに基づく内服用法標準化の課題解析．医療情報学 2023；**43**（Suppl.）：819-822.

⑧ 小西正三，武田理宏，他：PHR における eKYC を用いた医師アカウントの開設．医療情報学 2023；**43**（Suppl.）：881-882.

⑨ 村田泰三，武田理宏，他：電子問診票を利用した栄養指導への活用の取り組み〜食嗜好質問表と食行動質問表の電子化〜．医療情報学 2023；**43**（Suppl.）：946-949.

⑩ 田中良一：HL7 FHIR と放射線部門への応用．IT Vision (50). 2024年2月．

⑪ 田中良一：本格化する HL7FHIR の活用と，普及に向けた課題と展望．既存の院内医療情報連携における FHIR の活用手法の検討—特に画像検査オーダ周りについて．医療情報学 2023；**43**（2）：75.

⑫ Orii M, Tanaka R, et al. A Comparison of Retrospective ECG-Gated CT and Surgical or Angiographical Findings in Acute Aortic Syndrome. International heart journal **64** : 839-846.

⑬ Doi S, et al. Mapping Injection Order Messages to Health Level 7 Fast Healthcare Interoperability Resources to Collate Infusion Pump Data. Appl Clin Inform **15**：1-9, 2024.

⑭ 横田慎一郎，土井俊祐，他：電解質異常治療薬処方に関する不適切疑い事例を検出するプログラムの開発と検証. 医療情報学 2023；**43**（Suppl.）：627-628.

⑮ 土井俊祐，他：FHIR REST API を利用したがんゲノム臨床情報収集項目テンプレートの送信実験. 医療情報学 2023；**43**（Suppl.）：832-835.

⑯ 鳥飼幸太，他：IT-BCP をどう実現するか. 医療情報学 2023；**43**（Suppl.）：171-172.

⑰ 美代賢吾，他：HL7 FHIR を活用した治験・臨床研究の国内事例とグローバルな取り組み：JASPEHR Project による臨床情報収集事業と，臨床開発における HL7 Vulcan のビジョン. 医療情報学 2023；**43**（Suppl.）：459-461.

⑱ 石井雅通，美代賢吾，他：新興・再興感染症データバンク事業における診療報酬請求情報を含む医療情報収集の取り組み. 医療情報学 2023；**43**（Suppl.）：654-656.

⑲ 美代賢吾，他：産官学が進める医療材料の識別と標準コードの活用. 医療情報学 2023；**43**（Suppl.）：230-232.

⑳ Song C, Nakayama M. Implementation of a Patient Summary Web Application According to the International Patient Summary and Validation in Common Use Cases in Japan. Journal of Medical Systems **47**. 2023.

㉑ 中山雅晴，木村映善，田中良一，他：FHIR-based Personal Health Record の開発. 医療情報学 2023；**43**（Suppl.）：680-681.

[学会発表] 計（15）件

① 土井俊祐：FHIR REST API を利用したがんゲノム臨床情報収集項目テンプレートの送信実験. 第 43 回医療情報学連合大会. 2023/11/23.

② 美代賢吾：JASPEHR Project 概要：FHIR Questionnaire を活用した臨床情報の収集の背景と現状. 第 43 回医療情報学連合大会. 2023/11/24.

③ 土井俊祐，上中進太郎：6 情報に注目した「HL7 FHIR JP Core 実装ガイド」（実装者向け）2/Administration 関連のプロファイル解説. NeXEHRS コンソーシアム 第 10 回勉強会 2023/10/31.

④ 塩川康成：HL7 FHIR とデータ連携基盤. エコーネットコンソーシアム サービス連携検討会施策検討 SWG 内勉強会 2023/6/13.

⑤ 塩川康成：FHIR に関連するコネクタソン. 第 27 回医療所方角春季学術大会シンポジウム 2023 IHE チュートリアル 2023/6/29.

⑥ 塩川康成：HL7®FHIR® の解説と動向・課題・今後の展望. モダンホスピタルショウ 2023 インターシステムズ様ブース内ミニ講演 2023/7/12 〜 14.

⑦ 塩川康成：HL7 FHIR 入門. 第 75 回 IHE 勉強会 2023/7/29.

⑧ 塩川康成：医療 DX の新たなキーワード HL7 FHIR. CEATEC 2023 2023/10/17 〜 20.

⑨ 塩川康成：医療 DX の新たなキーワード HL7 FHIR. 日本医用画像管理学会 第 2 回セミナー 2023/11/11.

⑩ 塩川康成：HL7 FHIR を活用した医療 DX の推進 なぜ標準化, なぜ FHIR, 産業の立場から. 保健医療福祉情報システム工業会 標準化セミナー 2024/2/2.

⑪ 田中良一：診療情報をつかう・まもる・つなぐ. 第 49 回日本診療情報管理学会学術大会 2023/9/15.

⑫ 鳥飼幸太：OSS-FHIR サーバ "IPCI" の仮想マシン配布と実演. 第 52 回日本 M テクノロジー学会 2023/9/2.

⑬ 鳥飼幸太：サーバの設定方法ご紹介. 第 86 回日本 HL7 協会セミナー 2023/9/25.

⑭ 鳥飼幸太：Node.js＋Express（IPCI）を用いた FHIR サーバの設定方法ご紹介 第 88 回日本 HL7 協会セミナー 2024/3/25.

⑮ 中山雅晴：FHIR-based PHR の開発. 第 43 回医療情報学連合大会. 2023/11/23.

[その他] 計 (3) 件

① 鳥飼幸太：厚生労働省健康・医療・介護情報利活用検討会 電子処方箋等検討ワーキンググループ構成員 2023年9月1日より.

② 鳥飼幸太：厚生労働省科学技術研究 次世代の医療情報の標準規格拡充等に資する研究 研究分担者（研究代表者：河添悦昌）文献番号 202321068A.

③ 鳥飼幸太：厚生労働省科学技術研究 海外における標準化を有した高品質医療リアルワールドデータ基盤整備のための調査研究 研究分担者（研究代表者：山下貴範）文献番号 202306005A.

夜尿症で悩んでいる方々へ
――夜尿症診療で学んだこと――

著　者：赤司 俊二
定　価：1,980 円（本体 1,800 円＋税）
判　型：Ａ５判、並製、128 ページ
発行日：2022 年 12 月　　ISBN 978-4-86705-817-6

30 年間、約 15,000 名の夜尿症児を診察してきた著者が、「夜尿症」で悩むすべての方に贈る待望の書。

豊富な臨床例と最新診療情報に基づいた本書は、患者、家族はもちろん、小児科医、泌尿器科医、看護師、保育士などの「夜尿症」にかかわるすべての方にとって必読の書である。

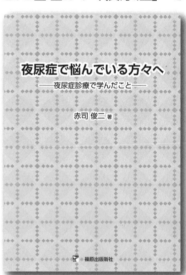

著者略歴（赤司 俊二）
昭和 17（1942）年、東京生まれ。昭和 42（1967）年、東京慈恵会医科大学卒業。昭和 58（1983）年、埼玉県立小児医療センター勤務、腎臓科と夜尿症外来を開始。平成 6（1994）年、埼玉県立小児医療センター院長就任。平成 17（2005）年、新都心子どもクリニック（夜尿症専門診療所）開設。現在は、非常勤勤務にて夜尿症外来を担当。

目　次

はじめに
Ⅰ　子どもの水分代謝と尿
Ⅱ　夜尿、排尿に関する社会の誤った考え
Ⅲ　夜尿症の本人、家族への精神的身体的影響
Ⅳ　夜尿、昼間尿失禁をもたらす基礎疾患
Ⅴ　夜尿症の病因とそのとらえ方
Ⅵ　夜尿症の病型
Ⅶ　夜尿症児への接し方、生活習慣の見直し
Ⅷ　医学的治療法
Ⅸ　医学的治療の効果と背景要因
Ⅹ　夜尿症典型例の治療経過
Ⅺ　思春期以後も夜尿が持続した症例
Ⅻ　宿泊対策、寒さ対策
ⅩⅢ　Q＆A
附録：家族、本人の声

書籍の購入の申し込みは、下記弊社ホームページ URL まで。
URL：www.shinoharashinsha.co.jp

篠原出版新社　〒113-0034　東京都文京区湯島 3-3-4 高柳ビル　電話：(03) 5812-4191（代表）
E-mail：info@shinoharashinsha.co.jp　URL：www.shinoharashinsha.co.jp

原著-研究

日本における医療従事者6職種間の地域偏在度に関する相対比較

杉山　恭平[*1]　大堀　勝正[*2]

　人的医療資源の地域偏在に関する先行研究の多くは医師に関するものであるが，医療活動は複数の医療専門職の組合せと協力によって成立しているため，特定の職種が不足すると医療活動全体に悪影響を与えることも考慮する必要がある．そこで本研究では，二次医療圏での医療従事者6職種（医師，看護師，薬剤師，診療放射線技師，理学療法士，作業療法士）の組合せと相関関係に着目し，Gini係数を用いて職種間の地域偏在度（以下，偏在度）を相対的に比較する統計的アルゴリズムを用いて日本全域を対象にその偏在度を実証的に分析した．その結果，1）医療従事者6職種の偏在度は2つの主成分で約86％説明でき，2）第1主成分は主に医師・看護師・薬剤師・診療放射線技師の偏在度を表し，3）第2主成分は主に理学療法士・作業療法士の偏在度を表し，4）全域的に人口密度が低い地域では6職種の偏在度が高く，5）大都市を抱える地域では医師・看護師・薬剤師・診療放射線技師の偏在度が高いことが明らかとなった．

■キーワード：地域偏在，Gini係数，職種間比較，主成分分析，クラスター分析

Relative Comparison of Regional Maldistribution among Six Healthcare Occupations in Japan: Sugiyama K[*1], Ohori K[*2]

　Most previous research on the regional maldistribution of human medical resources has focused on doctors. However, because medical activities are based on the combination and cooperation of multiple healthcare occupations, it is also important to consider that shortages in certain occupations can have a negative impact on medical activities as a whole. Therefore, in this study, we focused on the combination and correlation of six healthcare occupations (doctors, nurses, pharmacists, radiology technicians, physical therapists, and occupational therapists) in a medical region, and by using a statistical algorithm to relatively compare the regional maldistribution of occupations using the Gini coefficient, we empirically analyzed the degree across Japan. The results revealed that : 1) the degree of maldistribution of six healthcare occupations can be explained about 86% by two principal components ; 2) the first component represents the maldistribution of mainly doctors, nurses, pharmacists, and radiology technicians ; 3) the second component represents the maldistribution of mainly physical therapists and occupational therapists ; 4) the six healthcare occupations are highly unevenly distributed in areas with low

---

[*1]久留米大学大学院 医学研究科 バイオ統計センター
　〒830-0011　久留米市旭町67 医学部B棟7階
[*2]岩手県立大学大学院 ソフトウェア情報学研究科
　E-mail：a224ms009s@std.kurume-u.ac.jp
受付日：2024年9月6日
採択日：2024年12月18日

[*1]Biostatistics Center, Graduate School of Medicine, Kurume University
7F, Building B, Faculty of Medicine, 67 Asahi-cho, Kurume-shi, Fukuoka, 830-0011, Japan
[*2]Graduate School of Software and Information Science, Iwate Prefectural University

population density throughout the region ; 5) the regions including large cities have a high degree of maldistribution of doctors, nurses, pharmacists, and radiology technicians.

Key words: Regional maldistribution, Gini coefficient, Comparison among occupations, Principal component analysis, Cluster analysis

1. はじめに

わが国では高齢化等の進行に伴い医療需要の増加が予想されており[1]，医師などの限られた人的医療資源の需給対応は重要な政策課題である．人的医療資源の地域偏在は，これまで日本全国で医師数や看護師数をはじめとして指摘されてきた[2,3]．そのため厚生労働省は2005年の「医師の需給に関する検討会」設置，2009年に都道府県に対して「地域医療再生計画」作成ならびに地域医療再生臨時特例交付金による「地域医療再生基金」を造成した[4]．さらに，厚生労働省は2015年に「医療従事者の需給に関する検討会」を設置し，医療従事者の将来不足予想（都道府県別）や偏在指標などを継続的に検討している[5]．例えば，医師偏在指標や薬剤師偏在指標を用いて偏在の状況を三次医療圏ごとに全国ベースで算出している[6,7]．

都道府県が策定する医療計画では，地域の医療需要に対応して医療資源の適切な配置と医療提供体制の整備を図るための地域的な単位として医療圏を定義しており，このうち二次医療圏では「一般の入院に係る医療を提供することが相当である単位（三次医療圏で提供すべき医療を除く）」（厚生労働省など）とされ，地理的条件等の自然的条件および日常生活の需給の充足状況，交通事情等の社会条件を考慮して設定されている[8]．そのため地域における医療需給バランスに関する分析では二次医療圏を地域単位とすることが多い．

医療資源の偏在度を客観的かつ定量的に評価する指標の一つとしてGini係数が挙げられる[9,10]．Gini係数は社会経済における所得分配の不平等度の評価に用いられているが，医療資源の偏在評価にも広く応用されている[11]．Gini係数の利点と

して，平均値に依存しない指標であるため，規模の異なる集団における資源分布の不平等度が比較可能であることが挙げられる．そのためGini係数は，資源分布の経年比較，職種間比較などに用いられてきた[12]．

このように医療資源の地域偏在に関する先行研究の多くは，都道府県ごとに設定された二次医療圏を基本単位として，その圏域内に居住する人口と医療資源数の対応関係をGini係数などの指標を用いて分析している．人的医療資源の地域偏在に関する先行研究の多くは医師に関するものであるが[13,14]，医療活動は複数の医療専門職の組合せと協力によって成立しているため，特定の職種が不足すると医療活動全体に悪影響を与えることも考慮する必要がある．この観点から藤原ら (2016)[15] は北海道の医師，診療放射線技師および診療放射線機器の偏在評価を行い，それらの地域偏在の可能性を示した．森井ら (2017)[16] は，北海道の病院に勤務する医師，看護師，薬剤師，診療放射線技師，理学療法士，作業療法士（以下，医療従事者）の6職種を対象として，二次医療圏レベルでの医療従事者ごとにGini係数を算出して職種間比較を行い，地域偏在度を評価した結果，1) すでに偏在が問題視されている職種（医師，診療放射線技師）よりも理学療法士と作業療法士の偏在が高く予想され，2) 理学療法士と作業療法士の偏在度が他の医療専門職より高い主な理由として病院の人員配置基準がないことを指摘している．しかしながら，複数の医療専門職を対象とした地域偏在に関する先行研究は少なく，その職種構成と相関関係を多変量として扱う統計解析手法は筆者が知る限り見当たらない．また，日本全域を対象に医療従事者の組合せと相関関係に着目した地域偏在度の相対的比較に関する実証研究も筆者が

知る限り見当たらない.

2. 本研究の目的

本研究では，二次医療圏での医療従事者6職種の組合せと相関関係に着目し，Gini 係数を用いて職種間の地域偏在度を相対的に比較する統計的アルゴリズムを用いて全都道府県を対象にその偏在度を実証的に分析する．そのことによって限られた人的医療資源の地域偏在を職種構成の観点からも改善し，良質な医療を効率的かつ継続的に提供する医療体制の向上に貢献する.

3. 対象と方法

1）分析対象とデータ

分析対象は，森井ら（2017）[16] に倣い各都道府県の病院に勤務する医療従事者6職種とした．そのデータとして医療施設静態調査の最新データ（2020 年度）[17] を用いた．分析の地域単位は二次医療圏とした．分析単位は，各医療圏の人口の違いを考慮し，人口 10 万人当たりの医療従事者数とした．その人口データとして，住民基本台帳に基づく人口，人口動態及び世帯数調査[18] を使用した.

2）統計的アルゴリズム

二次医療圏ごとの医療従事者数は，数理的には6変数からなるベクトル空間のベクトルと捉えることができる．また，職種間には相関があると考えられるため，本研究ではその相関関係に着目し，主成分に基づいたクラスタリングによって職種の組合せを評価するうえで有効となる相対的な地域偏在度の統計的アルゴリズムを用いる.

手順1：都道府県別 Gini 係数の算出

都道府県別に医療従事者6職種ごとの Gini 係数を式（1）より算出した．式（1）は，$y_1 \leq y_2 \leq \cdots \leq y_n$ という条件を付けることにより式（2）に変形できる．なお，Gini 係数は 0 から 1 の値をとり，0 のときには資源分配は完全平等であり，値が 1 に近づくほど偏在が大きいことを表す.

$$G_{kl} = \frac{1}{2n^2 \mu} \sum_{i=1}^{n} \sum_{j=1}^{n} |y_i - y_j| \qquad (1)$$

$$G_{kl} = \frac{2}{n^2 \mu} \sum_{i=1}^{n} i y_i - \frac{n+1}{n} \quad (y_1 \leq y_2 \leq \cdots \leq y_n) \qquad (2)$$

k：都道府県の ID 番号（$k=1, 2, \cdots, 47$）

l：各都道府県の医療従事者職種 ID 番号（$l=1, 2, \cdots, 6$）

n：各都道府県の二次医療圏数

y_i, y_j：i, j 番目の二次医療圏での 10 万人あたり医療従事者数

μ：各二次医療圏での医療従事者数の平均値

手順2：都道府県別 Gini 係数の主成分分析

主成分分析は，互いに相関のある変数について観測された多次元データのもつ情報を分散で捉えて，情報をできるだけ失うことなく主成分という新たな変数へ要約する手法である．そのことで高次元データをより少数の変数に要約して次元の縮小を行い，データ構造を視覚的に把握するための手法として用いることもできる.

主成分分析の具体的な手順は，1）式（1）で得られた Gini 係数の相関係数行列の固有値と固有ベクトルを求める，2）固有ベクトルより主成分を求める，3）それぞれの主成分の寄与率および累積寄与率を求める，4）因子負荷量を求めて選択した各種成分の意味について理解する，5）主成分スコアを散布図に表すことで主成分の解釈を行う，である.

手順3：主成分スコアに基づく都道府県別クラスター分析

クラスター分析を本研究に応用して6変数で特徴づけられた医療従事者の都道府県別 Gini 係数を，その類似性の基準に基づいて似たものの集まり（クラスター）に分割する．類似性の基準として対象間の距離を定義して，距離の近さによってグループ化し分類する．その際，主成分の特性を活かしてクラスターをより判別しやすくするため，主成分スコアに基づくクラスタリングを行う.

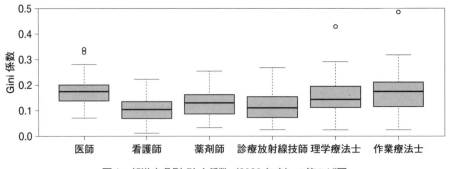

図1 都道府県別 Gini 係数（2020年度）の箱ひげ図

クラスター分析には大きく分けて階層的手法と非階層的手法がある．本研究では，データの統合過程をデンドログラムで確認可能な階層的手法を用いた．デンドログラムとは，下層から上層に向けてボトムアップ的に個体やクラスターが併合される過程を木で表現したものである．クラスター数を指定することで，それに応じたクラスター結果が得られる．分析では階層的手法の中で鎖効果が起きにくいウォード法を採用する．ウォード法は式（3）で対象間の距離を定義し，新たに統合されるクラスター内の平方和を最も小さくするという基準でクラスターを形成していく方法である．

$$d_{kc} = Var(C_k \cup C_c) - (Var(C_k) + Var(C_c)) \quad (3)$$

$$Var(C_i) = \sum_{x \in C_i} (d(x, g_i))^2 \quad (4)$$

d_{kc}：2つのクラスター C_k と C_c の距離
$Var(C_i)$：式（4）で定義されるクラスター C_i 内の重心からの距離の平方和
g_i：クラスター C_i の重心

上記の解析手法を適用するために R version 4.3.1 を用いた．

4．結　果

1) 都道府県別 Gini 係数の算出結果

式（1）により算出した医療従事者の都道府県別 Gini 係数の箱ひげ図を図1に示す．図1の記号○は第1四分位数または第3四分位数から四

表1　主成分分析の結果

	PC1	PC2	PC3	PC4	PC5	PC6
標準偏差	1.916	1.226	0.595	0.457	0.400	0.321
寄与率	0.612	0.251	0.059	0.035	0.027	0.017
累積寄与率	0.612	0.863	0.921	0.956	0.983	1.000

［判例］PCk：第 k 主成分の略称

分位範囲×1.5 以上離れた値であり，統計では外れ値とみなされることが多い．図1より都道府県別 Gini 係数は6職種すべてにおいて平均値と中央値が同程度の値であり，一部で外れ値があるもののほぼ左右対称の分布であることが判明した．図1において○で表示された Gini 係数の外れ値は，医師（東京都：0.340，千葉県：0.328），理学療法士（山梨県：0.427），作業療法士（山梨県：0.483）であった．

2) 主成分分析の結果

6職種の主成分分析結果を表1に示す．本研究では一般的目安とされる累積寄与率80％を超える第2主成分までを主成分として採用した．その因子負荷量を表2に示す．因子負荷量は主成分スコアと各変数の相関係数であり，1または−1に値が近いほど，主成分に強く寄与している．

因子負荷量は，第1主成分（表2，PC1）では医師，看護師，薬剤師，診療放射線技師の絶対値が大きく，第2主成分（表2，PC2）では理学療法士，作業療法士の絶対値が大きい．したがって，第1主成分は主に医師，看護師，薬剤師，診療放射線技師の偏在度を表し，第2主成分は主に理学

表2 主成分の因子負荷量

職種名	PC1	PC2
医師	0.794	0.464
看護師	0.950	0.100
薬剤師	0.871	0.326
診療放射線技師	0.841	0.154
理学療法士	0.593	−0.741
作業療法士	0.566	−0.774

［凡例］PCk：第 k 主成分の略称

療法士と作業療法士の偏在度を表すと考えられる．

3）クラスター分析結果（6職種）

主成分スコアに関する階層クラスター分析結果（ウォード法，平方ユークリッド）を図2に示す．図2から最適なクラスター数を決定するためにソフトウェア R の NbClust パッケージの NbClust 関数を利用した．ここで，NbClust 関数は，指標となり得る類似度と統計量を一括計算し，多数決の仕組みで最適なクラスター数を提案する関数である．その出力結果である図3よりクラスター数は3が妥当であると判断した．クラスター数を3とした場合，表2の主成分を評価軸とする地域偏在クラスター図を図4に示す．

4）クラスター分析結果（2職種）

図4より主に理学療法士と作業療法士の偏在度を表す第2主成分で，この2職種の都道府県別の偏在度も大きいことが判明した．この2職種はリハビリテーション専門職であるため互いに相関が強いと考えられるが，この2職種のGini係数を図4と同様にクラスター数を3とした場合で地域偏在クラスターとして図5に示す．

5）地域偏在度の相対比較（6職種と2職種）

図4および図5に示したクラスター分析結果の地理的分布を図6に示す．

5. 考 察

1）主成分の考察

医療従事者の偏在度を職種間の相関関係に着目して主成分分析を行うと，6職種の都道府県別Gini係数を線形結合した主成分によって捉えることができる．表1より第1主成分（PC1）と第2主成分（PC2）の累積寄与率は86.3％であることから，6職種の地域偏在度に関する情報を概ね2つの主成分で捉えることができることが明らかとなった．

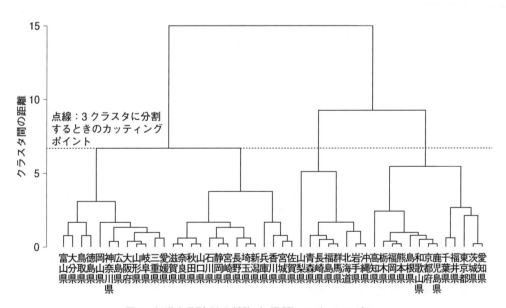

図2　都道府県別Gini係数（6職種）のデンドログラム

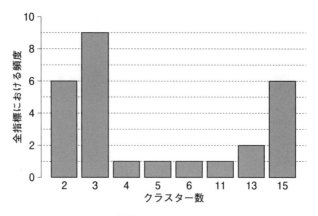

図3 推薦されたクラスター数

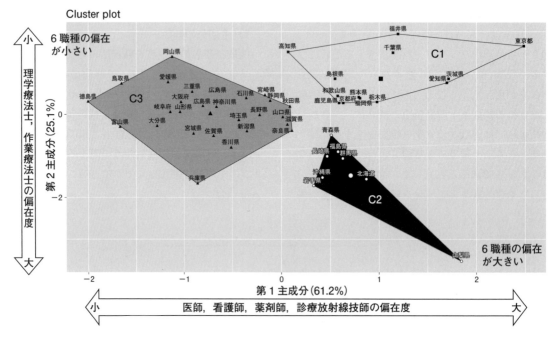

図4 地域偏在クラスター（6職種）

　また，表2より，第1主成分は主に医師，看護師，薬剤師，診療放射線技師の偏在度を表す変数で，第2主成分は主に理学療法士と作業療法士の偏在度を表す変数であると考えられる．この第1主成分と第2主成分は互いに無相関であり，幾何学的には直交関係にあるため[19]，この2つの主成分を用いると医療従事者6職種の地域偏在度を図4のとおり2次元の平面図で視覚的に把握可能となることも明らかとなった．

2) Gini係数ベクトルと主成分スコアの比較

　3.-2) 手順3で述べたとおり主成分スコアに基づいて都道府県別のクラスター分析を行ったが，Gini係数ベクトルに基づいてクラスター分析を行うことも考えられる．そのため，クラスタリングにおける両者を比較する．まず，Gini係数ベクトルを使用した場合と，主成分スコアを使用し

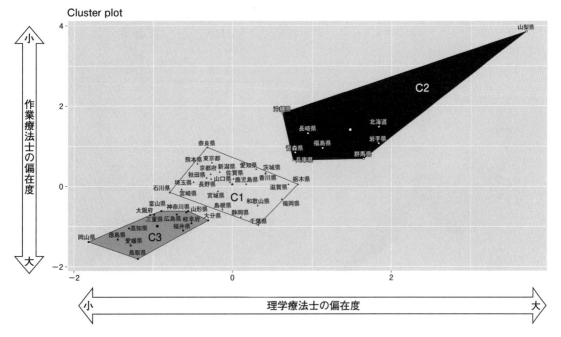

図 5 地域偏在クラスター（2 職種）

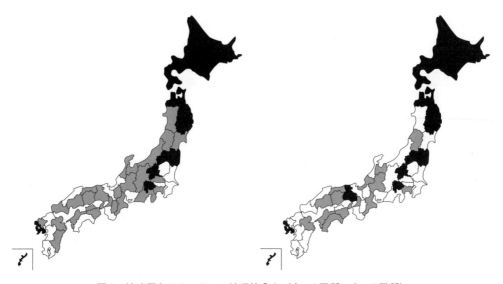

図 6 地域偏在クラスターの地理的分布（左：6 職種，右：2 職種）
左図の色分けは図 4，右図の色分けは図 5 に対応．

た場合のクラスター分析において，クラスター内で標準化したデータと重心の距離の二乗和の平均を表 3 に示す．次に，両者による地域偏在クラスター比較（6 職種）を図 7 に示す．ウォード法で は対象間の距離を式（3）および式（4）により定義するが，各クラスター内の重心からの距離が短いほどクラスターをより判別しやすいため，表 3 および図 7 の結果から主成分スコアに基づいて

表3 クラスター内で標準化したデータと重心の距離の二乗和の平均（6職種）

比較対象	C1（白色）	C2（黒色）	C3（網掛け）
Gini係数ベクトル	5.75	5.33	5.57
主成分スコア	1.85	1.75	1.92

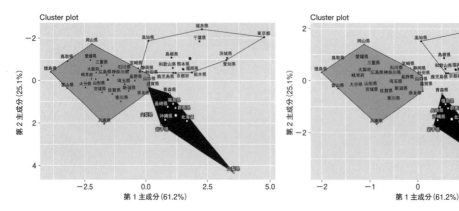

図7 Gini係数ベクトル（左）と主成分スコア（右）に基づく地域偏在クラスター比較（6職種）

クラスタリングを行う方が優れていることが明らかとなった．

3）クラスター分析結果（6職種）の考察

医療従事者の偏在度を式（3）のウォード法でクラスター分析を行った結果，図2のデンドログラムが得られた．その最適なクラスター数を職種間の相関関係から図3より3として，表2の主成分を評価軸とする地域偏在クラスター図（図4）を得た．また，図4を全都道府県の人口分布特性と対比した結果を表4に示す．図4および表4から把握できる各クラスターの特徴は次のとおりである．

図4のC1（白色）では，理学療法士と作業療法士の偏在度は低いが，医師・看護師・薬剤師・診療放射線技師の偏在度が高い．C1には東京都，愛知県，京都府，福岡県などの大都市部が多い一方で，福井県，高知県，和歌山県，栃木県などの地方ではあるが県庁所在地などの中核都市では人口密度が高い地域が含まれる（表4）．表4および図6左の地理的分布も含めてC1の全体的な傾向を考察すると，大都市を抱える都道府県では医師・看護師・薬剤師・診療放射線技師の偏在度が高い傾向にある．

図4のC2（黒色）では，6職種の偏在度が全体的に高い．表4および図6左の地理的分布も含めてC2の全体的な傾向を考察すると，北海道，東北，山梨県，長崎県，沖縄県などの県庁所在地など一部の都市を除くと人口密度が低い傾向にある．例えば，北海道，東北，山梨県の人口密度の全国順位がほぼ下位である（表4）．また，長崎県や沖縄県では人口が少ない離島が多い．このような人口密度の低さと地形特性が，6職種の偏在度が高い主な原因になっていると考えられる．

図4のC3（網掛け）では，6職種の偏在度が全体的に低い．

4）クラスター分析結果（2職種）の考察

理学療法士と作業療法士の都道府県別Gini係数には強い相関（0.83）があり，表2のとおり第2主成分（PC2）に縮約される．他方，この2職種間においても地域偏在度に差異があることから，この2職種で地域偏在クラスター（図5）を作成した．図5の各クラスターの特徴は次のとお

表4 全都道府県の人口分布特性[20]とクラスター分析結果

No.	都道府県	全面積の人口密度（人/km²）	全面積の人口密度全国順位	県庁所在地	県庁所在地の面積割合（%）	県庁所在地の人口密度（人/km²）	県庁所在地の人口密度全国順位	6職種のクラスター（図4）	2職種のクラスター（図5）
1	北海道	67	47	札幌市	1.3	1,757	13	C2	C2
2	青森県	128	41	青森市	8.5	334	44	C2	C2
3	岩手県	79	46	盛岡市	5.8	330	45	C2	C2
4	宮城県	316	19	仙台市	10.8	1,386	15	C3	C1
5	秋田県	82	45	秋田市	7.8	338	42	C3	C1
6	山形県	115	42	山形市	4.1	654	33	C3	C3
7	福島県	133	40	福島市	5.6	374	40	C2	C2
8	茨城県	470	12	水戸市	3.6	1,241	20	C1	C1
9	栃木県	302	22	宇都宮市	6.5	1,246	19	C1	C1
10	群馬県	305	21	前橋市	4.9	1,069	25	C2	C2
11	埼玉県	1,934	4	さいたま市	5.7	6,015	6	C3	C1
12	千葉県	1,219	6	千葉市	5.3	3,607	8	C1	C1
13	東京都	6,403	1	23区※	28.6	15,252	1	C1	C1
14	神奈川県	3,823	3	横浜市	18.1	8,565	3	C3	C3
15	新潟県	175	34	新潟市	5.8	1,096	23	C3	C1
16	富山県	244	25	富山市	29.2	335	43	C3	C3
17	石川県	271	23	金沢市	11.2	990	28	C1	C1
18	福井県	183	31	福井市	12.8	489	37	C1	C3
19	山梨県	181	32	甲府市	4.8	887	31	C2	C2
20	長野県	151	38	長野市	6.2	443	38	C3	C1
21	岐阜県	186	30	岐阜市	1.9	1,971	10	C3	C3
22	静岡県	467	13	静岡市	18.2	490	36	C3	C1
23	愛知県	1,458	5	名古屋市	6.3	7,129	5	C1	C1
24	三重県	307	20	津市	12.3	387	39	C3	C3
25	滋賀県	352	15	大津市	11.6	737	32	C3	C1
26	京都府	559	10	京都市	17.9	1,771	12	C1	C1
27	大阪府	4,638	2	大阪市	11.8	12,162	2	C3	C3
28	兵庫県	651	8	神戸市	6.6	2,734	9	C3	C2
29	奈良県	359	14	奈良市	7.5	1,278	18	C3	C1
30	和歌山県	195	29	和歌山市	4.4	1,704	14	C1	C1
31	鳥取県	158	37	鳥取市	21.8	247	46	C3	C3
32	島根県	100	43	松江市	8.5	355	41	C1	C1
33	岡山県	265	24	岡山市	11.1	913	30	C3	C3
34	広島県	330	17	広島市	10.7	1,323	17	C3	C3
35	山口県	220	28	山口市	16.7	191	47	C3	C1
36	徳島県	174	35	徳島市	4.6	1,333	16	C1	C3
37	香川県	506	11	高松市	20.0	1,115	22	C3	C1
38	愛媛県	235	26	松山市	7.6	1,186	21	C3	C3
39	高知県	97	44	高知市	4.3	1,065	26	C1	C3
40	福岡県	1,030	7	福岡市	6.9	4,637	7	C1	C1
41	佐賀県	332	16	佐賀市	17.7	541	35	C3	C1
42	長崎県	318	18	長崎市	9.8	1,014	27	C2	C2
43	熊本県	235	27	熊本市	5.3	1,894	11	C1	C1
44	大分県	177	33	大分市	7.9	951	29	C3	C3
45	宮崎県	138	39	宮崎市	8.3	619	34	C3	C1
46	鹿児島県	173	36	鹿児島市	6.0	1,087	24	C1	C1
47	沖縄県	643	9	那覇市	1.8	7,942	4	C2	C2
	全国平均	657			9.7	2,195			

りである.

図5のC1（白色）では，理学療法士と作業療法士の偏在度が両方とも中程度である.

図5のC2（黒色）では，理学療法士と作業療法士の偏在度が両方とも高い.

図5のC3（網掛け）では，理学療法士と作業療法士の偏在度が両方とも低い.

表4および図6右の地理的分布も含めて理学療法士と作業療法士の偏在傾向を考察すると，図5のC2に相当する北海道，青森県，岩手県，福島県，群馬県，山梨県，長崎県，沖縄県など県庁所在地など一部の都市を除くと人口密度が低い傾向にあると考えられる. また，長崎県や沖縄県では人口が少ない離島が多いなどの地形特性も理学療法士と作業療法士の両方が偏在する原因になっていると考えられる. すなわち，全域的に人口密度が低い地域では，リハビリテーション専門職の人材が偏在する傾向があると考えられる.

5）6職種と2職種の比較

森井ら（2017）[16] は北海道における6職種間の地域偏在をGini係数に基づいて行っているが，「二次医療圏ごとに一定の理学療法，作業療法サービスが提供されるべきであると考えられる」と述べている. 本研究においても表2と図4の第2主成分（PC2）で示したとおり理学療法士と作業療法士の偏在は重要な要因であるため，医療資源の偏在を評価する上でより重要視すべきあると考えられる.

図6左右で両方の黒色に相当する北海道，青森県，岩手県，福島県，群馬県，山梨県，長崎県，沖縄県は，6職種の偏在度が全体的に高く，かつ理学療法士と作業療法士の偏在度が両方とも高いことが明らかとなった. こうした全域的に人口密度が低い地域では6職種の組合せが地域偏在度の観点から相対的に悪いため，医師などの特定職種のみならず職種構成全体を偏在の観点から検討する必要がある.

他方，大都市では人口は減少せずに高齢化が進行し[21]，急性期の医療需要が2025年から2040年にかけて増加することが予想されることから，

医師，看護師，薬剤師，診療放射線技師の偏在が問題になる可能性がある. この点について，本研究成果の**図4**，**図5**，**図6**，**表4**などは医療需給バランスのマクロ政策に資すると考えられる.

6. まとめ

本研究では，二次医療圏での医療従事者6職種の組合せに着目し，Gini係数を用いてその地域偏在度を相対的に比較する統計的アルゴリズムを用いて日本全域を対象にその偏在度を実証的に分析した. その結果，1）医療従事者6職種の偏在度は2つの主成分で約86％説明でき，2）第1主成分は医師・看護師・薬剤師・診療放射線技師の偏在度を表し，3）第2主成分は理学療法士・作業療法士の偏在度を表し，4）全域的に人口密度が低い地域では6職種の組合せが相対的に悪く，5）大都市を抱える地域では医師・看護師・薬剤師・診療放射線技師の偏在が高いことが明らかとなった. このように，2つの主成分を評価軸とするクラスター図によって医療従事者6職種間の地域偏在度を相対的に比較できることが明らかとなった. この分析結果から医療需給バランスの改善において注力すべき職種や地域が判明することから，日本全体の医療政策のみならず各都道府県の医療政策においても有益であると考えられる.

なお，本研究の対象データは2020年度であり，本研究で用いたGini係数は人口と医療従事者数の2変数のみで算出されている. そのため今後の展望として，人口推移による需要の変化や，医療従事者の変化を踏まえた他年度データも用いて分析し，需給バランスへのさらなる応用可能性を実証的に分析することが望ましい.

参 考 文 献

1) 高林克日己. 医療改革2025年問題，2040年問題に向けて. 日内会誌 2021：**110**，9：2072-2074.

2) Matsumoto M, Inoue K, Farmer J, Inada H, et al. Geographic distribution of primary care physicians in Japan and Britain. *Health Place* 2010：**16**，1：164-166.

3) 厚生労働省. 看護職員確保対策について. 第1回

看護職員需給見通しに関する検討会. 2015.

4) 厚生労働省. 地域医療再生計画について. 医政発第0605009号, 平成21年6月5日.

5) 厚生労働省. 医療従事者の需給に関する検討会. [https://www.mhlw.go.jp/stf/shingi/other-isei_315093.html (cited 2024-Mar-22)].

6) 厚生労働省. 第9回地域医療構想及び医師確保計画に関するワーキンググループ(オンライン会議)資料1 医師偏在指標について, 2022. [https://www.mhlw.go.jp/content/10800000/001005808.pdf (cited 2023-Dec-25)].

7) 厚生労働省. 第13回薬剤師の養成及び資質向上等に関する検討会. [https://www.mhlw.go.jp/content/11121000/001082413.pdf (2024-Mar-2)].

8) 厚生労働省. 地域医療構想策定ガイドライン. 2015.

9) Matsumoto M, Inoue K, Farmer J, Inada H, et al. Geographic distribution of primary care physicians in Japan and Britain. *Health Place* 2010 ; **16**, 1 : 164-166.

10) Toyabe S. Trend in geographic distribution of physicians in Japan. *International J. for Equity in Health* 2009 ; **8**, 1 : 5.

11) 石川雅俊, 福本大悟. 臨床研修制度導入以降におけるジニ係数を用いた医師の地域偏在に関する検討. 厚生と指標 2018 ; **65**, 4 : 25-30.

12) Sefiddashti SE, Arab M, Ghazanfari S, et al. Trends of geographic inequalities in the distribution of human resources in healthcare system : the case of Iran. *Electronic Physician* 2016 ; **8**, 7 : 2607-2613.

13) 芳賀香代子, 松本邦愛, 北澤健文, 伊藤慎也, 長

谷川敏彦, 長谷川友紀. 外科医師の需給と地域偏在に関する研究. 医療マネジメント会誌 2011 ; **12**, 3 : 134-139.

14) 堀岡伸彦, 堀口逸子, 坂上裕樹, 丸井英二, 谷川武. 我が国における専門医の地理的分布等に関する検討. 厚生と指標 2015 ; **62**, 15 : 23-28.

15) 藤原健祐, 谷川原綾子, 谷川琢海, 他. 北海道における放射線診療資源の地理的分布の経年比較—ジニ係数とハーフィンダール・ハーシュマン指数を用いた分析—. 日本放射線技術学会誌 2016 ; **72**, 10 : 970-977.

16) 森井康博, 石川智基, 辻真太郎, 他. 北海道における医療従事者の地域偏在度の職種間比較. 医療情報学 2017 ; **37**, 6 : 285-289.

17) 厚生労働省. 令和2(2020)年医療施設(静態・動態)調査(確定数)・病院報告の概要Ⅰ 医療施設調査. [https://www.mhlw.go.jp/toukei/saikin/hw/iryosd/20/dl/01tyousa02.pdf (cited 2023-Dec-30)].

18) e-Stat. 住民基本台帳に基づく人口, 人口動態及び世帯数調査 調査の概要. [https://www.e-stat.go.jp/statistics/00200241 (cited 2023-Dec-30)].

19) 小西貞則. 多変量解析入門—線形から非線形へ—. 岩波書店, 2010.

20) e-Stat. 令和2年国勢調査結果. [https://www.e-stat.go.jp/stat-search/files?page=1&stat_infid=000032143614 (cited 2023-Dec-30)].

21) 内閣府. 第1節 高齢化の状況(4), 2018. [https://www8.cao.go.jp/kourei/whitepaper/w-2018/html/zenbun/s1_1_4.html (cited 2024-May-17)].

本書を活用し、医療事故死の速やかな原因究明を！

事例から学ぶ「医療事故調査制度」活用BOOK

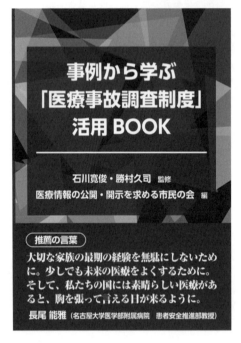

はじめに／石川寛俊
序　医療事故調査制度を活用しよう／勝村久司
Ⅰ　医療事故調査の現状と課題
　　（制度を使った被害者たちの思いと医療側の対応）
　　勝村久司／金坂康子／加藤高志
Ⅱ　医療事故調査制度とは何か
　　木下正一郎／前村　聡
Ⅲ　医療事故調査の実践事例と評価
　　増田弘治／宮脇正和／松村由美／勝村久司
Ⅳ　「正直文化」の大切さ（日本と外国の実状から）
　　篠原聖二／北田淳子／岡本左和子
Ⅴ　医療事故調査制度のこれから
　　原　昌平／永井裕之／岸本達司／上田裕一
あとがき／勝村久司
巻末付録
・「医療事故調査制度」に関する相談先・参考文献、他

石川寛俊・勝村久司　監修
医療情報の公開・開示を求める市民の会　編
書誌情報：A5判、並製、270ページ
本体価格 2,500円（＋税）
ISBN 978-4-86705-811-4
2021年12月発行

2015年10月に施行された「医療事故調査制度」。
しかし、予想をはるかに下回る報告しか行われていません。医療事故被害者・遺族、医療従事者双方にとって、医療事故死の原因究明は喫緊の課題です。
本書では、実際の事例を紹介し、本制度活用のポイントと、今後の課題が詳細に説明・解説されています。全医療従事者にとって、必読文献です。

書籍版の購入の申し込みは、下記弊社ホームページURLまで。
URL：www.shinoharashinsha.co.jp
電子出版については、Amazon、医書ＪＰへお申し込みください。

　篠原出版新社　〒113-0034　東京都文京区湯島3-3-4 高柳ビル　電話：(03) 5812-4191　（代表）
E-mail：info@shinoharashinsha.co.jp　URL：www.shinoharashinsha.co.jp

原著-技術

国立大学病院遠隔バックアップシステム（the GEMINI Project）のリストアテスト実施結果と課題の分析

横田慎一郎[*1,2]　河添　悦昌[*1]　井田　有亮[*1]　森川　工[*3]
大江　和彦[*1]

　病院情報システムのバックアップデータを遠隔地に保存する，国立大学病院遠隔バックアップシステム（the GEMINI Project）が 2014 年度より本格稼働している．この GEMINI バックアップデータによるリストアテストについて，東京大学医学部附属病院ではリストア先が運用中の本系システムとなるため未実施であった．システムリプレース後の旧サーバ群を利用したネットワーク経由でのリストアテストを実施した結果，医事会計システムデータベース領域は完全成功，電子カルテシステムデータベース領域は一部成功，イメージデータ領域（1 年間分）は完全成功であった．実測に基づき今回算出した目標復旧時間は，医事会計システムデータベース領域は約 46 分間，電子カルテシステムデータベース領域は約 53 時間 45 分間，イメージデータ領域（1 年間分）は約 97 時間 47 分間，と見積もった．GEMINI バックアップデータによるリストアは，医療機関の事業継続のための手段の 1 つとして有効である．

■キーワード：The GEMINI Project，事業継続計画，遠隔バックアップ，目標復旧時点，目標復旧時間

Results and Issues of Restore Test Using the GEMINI Project Backup Data: Yokota S[*1,2], Kawazoe Y[*1], Ida Y[*1], Morikawa T[*3], Ohe K[*1]

　The National University Hospital Remote Backup System (the GEMINI Project), which stores backup data of hospital information systems in remote locations, has been in operation since FY2014. At the University of Tokyo Hospital, a restore test using the GEMINI backup data was not performed because the restore destination was an active system. We conducted a network-based restore test using the old servers after system replacement. The results showed complete success in the medical accounting system database and imaging (one-year data) areas and partial success in the electronic medical record system database area. The estimated recovery time objective was approximately 45 minutes for the medical accounting system database

---

[*1]東京大学医学部附属病院
　〒113-8655　文京区本郷 7-3-1
[*2]千葉大学大学院 看護学研究院
[*3]富士通 Japan 株式会社
　E-mail：yokotas@hcc.h.u-tokyo.ac.jp
　受付日：2024 年 8 月 19 日
　採択日：2025 年 1 月 15 日

[*1]The University of Tokyo Hospital
　7-3-1 Hongo, Bunkyo-ku, Tokyo 113-8655, Japan
[*2]Graduate School of Nursing, Chiba University
[*3]Fujitsu Japan Limited

area, 53 hours 45 minutes for the electronic medical record system database area, and approximately 97 hours 47 minutes for the imaging area (one-year data). Restoration using GEMINI backup data is an effective means of business continuity in national university hospitals.

Key words: The GEMINI Project, Business Continuity Planning, Remote backup, Recovery Point Objective, Recovery Time Objective

1. 緒 論

　昨今は自然災害への備えの目的だけではなく，ランサムウェアによる攻撃等のサイバー攻撃への備えとして，データバックアップが改めて重要視されている．本邦警察庁によると，取得していたバックアップから復元を試みた件数のうち，被害直前の水準まで復元できなかった案件は全体の83％であり，その理由の内訳として，バックアップもサイバー攻撃により暗号化されたことによるものが69％，運用の不備によるものが15％[1] と報告されていることからも，少なくとも運用の不備によるリストア失敗を回避できる必要がある．またバックアップのみならず，システムの復旧を含む事業継続計画（Business Continuity Plan : BCP）を整備することが必要である．

　2011年の東日本大震災では被災地の医療機関において，医療情報システムの損壊や津波による流出により医療記録が消失する事態が発生した．これを受け文部科学省は，2012年度補正予算を財源とする「国立大学病院間における医療情報システムデータのバックアップ体制の構築事業」を実施し，全国の国立大学病院が遠隔地に病院情報システムのバックアップデータを保存するシステムが，東京大学医学部附属病院（以下，「本院」）が国立大学病院医療情報部長会議の承認のもとでシステムデザインと契約等の業務をとりまとめられ，2013年度に構築，2014年度より本格稼働している（The GEMINI Project）[2]．各国立大学病院で発生する大容量の診療データを，国立情報学研究所が構築・運用する情報通信ネットワークであるSINET[3] を経路として遠隔地のデータセンターに送信している．本院とデータセンター間を繋ぐSINET6の帯域は最大1.0 Gbps である．以降本稿では，全国の国立大学病院が遠隔地に病院情報システムのバックアップデータを保存するシステムをGEMINIシステム，GEMINIシステムによって確保されるバックアップデータをGEMINIバックアップデータと呼称する．2019年度に更新したGEMINIシステムでは，一部の例外を除き全国立大学病院で2箇所の遠隔地のデータセンターにSS-MIX2（標準化ストレージ，拡張ストレージ）形式の診療データ，1箇所の同センターに電子カルテシステムと医事会計システムのフルバックアップをほぼリアルタイムで行う方式をとっており[4]，本院でも同様である．

　バックアップデータからのリストアテストについては，過去にサイバー攻撃を受け大規模な被害を受けた医療機関の報告書[5] にもあるように重要な確認作業である．しかしGEMINIプロジェクトでは，バックアップデータをリストアテストするための同一構成のシステムを別途準備することができないため，リストア先が運用中の本系情報システムとなってしまうことからリストアテストを実施できていなかった．このため，構築した仕組みが正しく動作し，実際にデータを復元できるのか，また，障害発生時に過去のどの時点までのデータを復旧させるかの目標値，すなわち目標復旧時点（Recovery Point Objective : RPO）と，障害発生時にいつまでに復旧させるかの目標値，すなわち目標復旧時間（Recovery Time Objective : RTO）（RPOとRTOについて概念図を**図1**に示す）を，現実に即した値として設定することができていなかった．

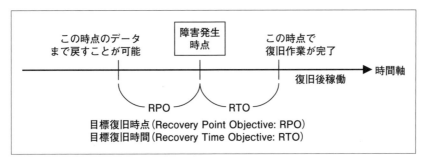

図1 RPO と RTO について

2. 目 的

本院の GEMINI バックアップデータによるリストアテストの成否確認と課題明確化，特定条件下での RPO の算出と RTO の設定，を目的とした．また本リストアテストの成果目標を，情報システム単位でのデータリストアの達成とした．

3. 方 法

1) システム環境とリストアテスト対象のバックアップデータ

本院の規模は，一般病床の平均在院日数が 11.2 日（2022 年度），1 日平均外来患者数 2,681 人（2022 年度），1 日平均入院患者数 897 人（2022 年度），職員数 4,273 人（2023 年 4 月 1 日現在，常勤・非常勤合計），である．今回のリストアテストに使用した電子カルテシステムは，富士通 Japan 株式会社製 EGMAIN-GX EE 版 フェーズ L2，医事会計システムは同 HOPE-X-W（いずれも，2017 年度稼働）であった．本院における電子カルテシステムの最も古い時点のデータは 1985 年のもの（検査履歴データ），医事会計システムの最も古い時点のデータは 2008 年のものであった．電子カルテシステムサーバと医事会計システムサーバの各スペックは表1に示す．

リストアテスト対象のバックアップデータは，通常の GEMINI バックアップ運用により，システムリプレース前のサーバから 2023 年 12 月 21 日時点にデータセンターにバックアップされてい

表1 バックアップ対象ハードウェアのスペック

旧 電子カルテシステム仮想化基盤	
サーバ	PRIMERGY RX2540 M2 ラックベースユニット
CPU	Xeon プロセッサー E5-2680v4 (2.40 GHz/14 コア/35 MB)
メモリ	384 GB
HDD	内蔵 2.5 インチ SAS HDD-300GB (10 krpm)
	内蔵 2.5 インチ SAS HDD-900GB (10 krpm)
	内蔵 2.5 インチ SAS HDD-300GB (15 krpm)

旧 電子カルテシステムデータベースサーバ（仮想サーバ）	
CPU コア数	22 vCPU
メモリ	196 GB

旧 医事会計システム仮想化基盤	
サーバ	PRIMERGY RX2540 M2 ラックベースユニット
CPU	Xeon プロセッサー E5-2640v4 (2.40 GHz/10 コア/25 MB)×1
メモリ	64 GB
HDD	内蔵 2.5 インチ SAS HDD-300GB (10 krpm)
	内蔵 2.5 インチ SAS HDD-600GB (10 krpm)

旧 医事データベースサーバ（仮想サーバ）	
CPU コア数	4 vCPU
メモリ	20 GB

るデータ（SS-MIX2形式，およびシステムフル
バックアップデータ）のうち，システムフルバッ
クアップデータを本リストアテストのために確保
しておき，使用した．SS-MIX2形式のデータは，
医療機関内のSS-MIX2形式のストレージを
UNIXのrsyncコマンドと同様にファイルシステ
ムの逐次コピーによりバックアップされているた
め，リストアは単に逆方向のコピーを行うに過ぎ
ないことと，システムフルバックアップデータか
ら二次的に作成されるデータであるため，今回の
リストアテストの対象としなかった．GEMINI
システムでは部門系情報システムのデータバック
アップは行われていないため，これらも今回のリ
ストアテストの対象に含まれない．

　対象としたシステムフルバックアップデータ
は，以下のデータから構成される．

　(1) 医事会計システムのデータベース：医事会
計システムの運用により発生，蓄積されている
データベースの全データ．1日1回，全データを
ダンプファイルとして出力して一括して圧縮後，
AES256により暗号化してバックアップデータセ
ンターにオンラインコピーされる．

　(2) 電子カルテシステムのデータ：電子カルテ
システムの運用により発生，蓄積されているデー
タベースの全データで，以下の2領域から構成さ
れる．

　① イメージデータ領域：電子カルテ記載に貼
り込まれる外部ファイル形式（Microsoft Word・
Excel，PDF，PNG・TIFF・JPEG等）のまま
のデータを保管する領域．記載期間を指定した部
分的なリストアが可能なデータ領域となってい
る．

　② データベース領域：イメージデータ領域以
外のすべてのデータ領域．

　DSI（Data Structure Instance）[6]は富士通製リ
レーショナルデータベースSymfowareに特徴的
な表データの格納構造に関するデータであるが，
本院でのGEMINIバックアップの処理において
は，各DSIファイルとデータベース全体のアー
カイブログ（トランザクション更新履歴）とディ

クショナリ（DB構造の定義）をダンプファイル
として出力し，圧縮・暗号化してデータセンター
へオンラインコピーし，データセンターでは圧縮・
暗号化した状態のまま保管している．日々のバッ
クアップ処理は全DSIを3グループに分けたう
ちの1グループごとに実施しており，すなわち連
続3日間分のバックアップデータがフルバック
アップデータに相当する．

2) リストアテスト

　電子カルテシステムを含む総合医療情報システ
ムのシステムリプレースの実施（2024年1月1
日切り替え）後に不要となった旧システムでの本
系サーバをリストア先のシステムとして使用し
た．本リストアテストによる部門システム等との
連携において影響が発生しないよう配慮し，リス
トア作業の範囲を次の通りデータ領域のみに設定
した．

　・電子カルテシステムサーバ・医事会計システ
ムサーバ：OS・ミドルウェア・アプリケーショ
ンはセットアップ済とする．今回は旧本系サーバ
をそのまま使用した．

　・医療機関内バックアップ実施系サーバ（以下，
BCPサーバ）：正常稼働とする．

　・情報ネットワーク：医療機関内および医療機
関・データセンター間のネットワークは正常稼働
とする．

　リストアに用いたデータのフローと，遠隔地
バックアップサーバ，医療機関内サーバ群とバッ
クアップデータの復号化・解凍のフローを図2に
示す．電子カルテシステムデータベースでの処理
フローは以下の通りである．

　① データセンター内のバックアップサーバか
らBCPサーバへ，rsyncコマンドにより暗号化・
圧縮済バックアップデータをダウンロード（作業
手順簡略化のためリストア不使用データもダウン
ロード対象とした）．

　② BCPサーバ内で，暗号化・圧縮済バックアッ
プデータを復号化．

　③ DBサーバへ，復号化・圧縮済バックアッ
プデータを解凍．

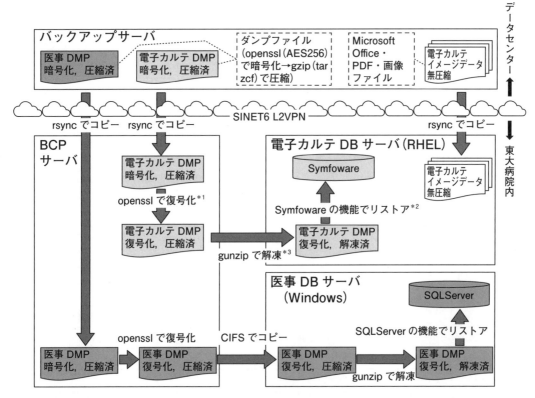

図2　リストア用データのフローと遠隔地ならびに医療機関内のサーバ群の関係図
図中の略語について，DBはデータベース，DMPはダンプファイル（DSI，アーカイブログ，ディクショナリを含む），RHELはRed Hat Enterprise Linuxをそれぞれ示す．
[*1]ディレクトリ配下の全DMPファイルを1つずつ復号化．
[*2]ディクショナリ・DSIのリカバリ．テーブルスペース単位でのリカバリコマンドを並列で実行（約10多重）．
[*3]テーブルスペース単位で解凍用シェルスクリプトを作成・実行し，ネットワーク越しに直接データベースサーバへ出力．

④ DBサーバ内で，復号化・解凍済バックアップデータからデータを移入．

なおイメージデータ領域に関しては，今回は2023年に保存されたファイルのみを対象に，医療機関内BCPサーバ等に一時的にファイルを格納することなく，データセンター内のバックアップサーバから医療機関内のデータベースサーバへ直接コピーを行う形でリストアを実施した．

3）リストアに関する指標の算出

GEMINIシステム本番系での過去の日常的な処理実績と，今回のリストアテストの結果を元に，本院の構成におけるGEMINIバックアップデータを用いた場合のRPO（電子カルテシステムのデータベース領域のみ）とRTO（後述の電子カルテシステムのデータベース領域・イメージデータ領域，医事会計システムのデータベース領域）を算出した．

4．結　果

1）リストアテスト結果

医事会計システムのデータベースはリストアに完全に成功，電子カルテシステムデータベースについては，後述のようにアーカイブログの適用に成功した期間についてはリストアにも成功したが，アーカイブログの適用に失敗した期間についてはリストアにも失敗した．事象の詳細を以下3）

表2　バックアップからのリストア実施結果

a.　電子カルテシステムデータベース

	作業項目	作　業　詳　細	所要時間	ファイルサイズ	ファイル数
(1)	データセンターからダウンロード	バックアップ処理6日間分のデータ（手順簡略化のためリストア不使用分含む，バックアップサーバにある全データをダウンロード）	8:17:25	994 GB	2,802
(2)	データ復号化	リストア用のバックアップ処理3日間分のデータ	1:25:47	489 GB	1,408
(3)	データ解凍	ディクショナリについてはごく短時間のため処理時間に含まない	13:55:05	605 GB（解凍前）	1,408
(4)	サーバでのデータ移入	データコピー等	1:00:00	—	—
		データベースへの移入*	14:51:19	4,762 GB（解凍後）	1,394**
(5)	サーバ再起動	—	0:15:00		
	合　計		39:44:36	—	—

* 大部分の DSI については，トランザクション更新履歴やディクショナリのログであるアーカイブログ適用なしでの結果
** バックアップ設定誤りにより重複した DSI ファイル7個，リストアに使用しないアーカイブログファイル6個，リストアに使用しないディクショナリファイル1個，の計14個を除いた個数

b.　電子カルテシステムのイメージデータ領域

	作　業　項　目	時間	ファイルサイズ	ファイル数
(1)	データセンターからリストア先のサーバへ直接ダウンロード	97:47:04	約1 TB	3,539,888
	合　　計	97:47:04	—	—

c.　医事会計システムデータベース

	作業項目	作　業　詳　細	時間	ファイルサイズ	ファイル数
(1)	データセンターからダウンロード	—	0:18:46	34 GB	1
(2)	データ復号化	医療機関内 BCP サーバ内での復号化	0:02:00	34 GB	1
(3)	データ解凍	医療機関内 BCP サーバ内での解凍	0:05:32	34 GB（解凍前）	1
(4)	サーバへのコピー		0:05:40	35 GB（解凍後）	166
(5)	データベースへの移入	データベース二重化完了までの作業時間	0:14:00	35 GB	166
	合　計	—	0:45:58	—	—

に示す．イメージデータ領域については予定した期間分について完全に成功した．各所要時間を表2に示す．リストアテストを完遂するにあたって発生した，作業実施前未想定の事象と各対処については以下の通りであった．

（1）実際にリストアする際のデータベースサーバ，BCP サーバのディスク容量不足

バックアップに際して圧縮されたデータをネットワーク越しにデータベースサーバ上で解凍し，また復号までを BCP サーバで行うという手順（図3参照）の組み立てに時間を要した．データベースサーバの容量不足について，事前の容量確保作業が不十分であったため，また BCP サーバの容量不足は，元々の用途がバックアップデータ送信時の中継用の位置づけであったことから総容量が不足していた．

（2）データリストアテスト用に確保していたデータの不十分さ

当該データベースは，DSI ファイルとアーカイブログの両方を用いることで，最新の状態までリストアが可能となる設計であるが，今回データリストアテスト用に確保していたアーカイブログ1

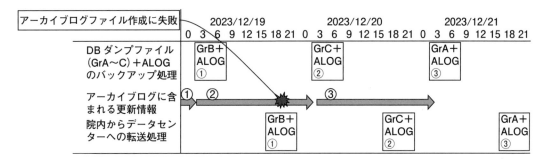

図3 バックアップ処理とアーカイブログファイル生成の失敗について
*データをA, B, C3つのグループに分割してバックアップする設計．
図中のGr（A～C）はデータベースファイルのグループを，ALOGはアーカイブログをそれぞれ示す．

個について旧本番系でのバックアップ処理に失敗していたため，ここに更新情報が含まれるDSIのリストアができなかった．図3に，バックアップ処理とアーカイブログファイル作成の関係を時系列で示す．調査の結果，あるアーカイブログファイルについて，バックアップ所要時間が標準想定より長かったため，バックアップ処理と別の定期的処理の実施時間が被ったことにより，アーカイブログファイルの作成に失敗していた．これは医療機関内サーバ内での処理における事象で，データセンターへのコピー処理より前の段階でのエラーがあり，確保済みデータが不正かどうかは実際にリストア作業を行わない限り判別が付かない状態であった．

2）リストアに関する指標について

RPOについて，電子カルテシステムのデータベース領域についてのみ算出した．本院のGEMINIシステムへのバックアップスケジュールは，3時に電子カルテシステムのバックアップデータ出力開始，同日18時にデータセンターへの転送開始である．今回の設定ではバックアップデータが医療機関内サーバ内に存在せず，したがってリストアには使用できない状況設定のため，日々のバックアップが成功しており，かつ，バックアップ対象サーバからのデータ出力，あるいは遠隔のデータセンターへのデータ転送中の障害等が発生していない状況下での，理想上のRPOは以下の通り最短15時間，最長39時間となる．

・最短：ある日の18時のバックアップ直後に，同日3時のデータが使用可能．

・最長：ある日の18時のバックアップ直前に，前日3時のデータが使用可能．

しかし2024年6月の本院でのGEMINIバックアップ処理のログから分かる実績として，データセンターへの転送所要時間は最短6分，最長16時間32分であったことから，転送所要時間実績を加味した現実的なRPOは，最短約15時間6分間，最長約55時間30分間と見積もられた．

例：7月2日（火）3時にデータ出力開始，7月3日（水）10時32分にデータセンターへの転送が完了する直前は，7月1日（月）3時時点のデータが使用可能．

RTO（電子カルテシステムのデータベース領域・イメージデータ領域，医事会計システムのデータベース領域）については今回テスト結果（表2）より，以下のように見積もった．電子カルテシステムのデータベース領域についてはアーカイブログ適用が成功した処理部分の実績を用いた算出結果を示す．

・電子カルテシステムのデータベース領域：仮に今回テストでは失敗したアーカイブログ適用がすべて成功した場合，表2aに示した所要時間に加え，同表2a（4）相当の時間，約14時間50分間程度を要すると見込めることから，約53時間45分間

・電子カルテシステムのイメージデータ領域（た

だし1年間分）：**表2b**に示した所要時間より，約97時間47分間

・医事会計システムのデータベース領域：**表2c**に示した所要時間より，約46分間

5. 考　察

GEMINIバックアップデータによるリストアについて，電子カルテシステムデータベースのリストアは一部成功，イメージデータ領域は1年間分について成功，医事会計システムのリストアはすべて成功したことから，リストアテストの成果目標を部分的に達成した．今回の実験における，サーバハードウェアに破損がなくまたネットワークが正常稼働しているという前提とリストア過程にはある程度の制約があるものの，電子カルテシステムが通常通りに使用できず，またシステムイメージバックアップやテープバックアップなどによる，通常の病院情報システムの範疇として具備するバックアップデータがランサムウェア感染等により使用できないような事態においては，GEMINIの有する診療情報Web参照システム[4]の使用により診療を継続しつつ，ネットワーク越しでGEMINIバックアップデータをコピーし，データをリストアする運用の実施可能性が示された．非常時において担当人員が遠隔地データセンターを訪問し，現地でGEMINIバックアップデータをコピーした可搬媒体によりデータを移動する方法以外に，ネットワーク越しでデータコピーを行う手段も，データリストア手段の1つとして現実的であると考える．

RPOについて，遠隔地データセンターへのデータ転送所要時間にばらつきがあることから，RPOを短い範囲に定めることが難しいことが分かった．イメージデータ領域のリストアには長時間要するため，データベース領域のリストア完了時点で業務開始し，その後に稼働しながらイメージデータ領域のリストアを実施する，という割り切った方策も実際の選択肢となると考える．RTOについて，今回テストにおいては患者プロファイルデータ・処方等オーダデータ・経過記録

等記載データ等のテキスト部分はすべてが復旧対象であったが，画像やMicrosoft Officeファイル等は未復旧状態の部分的なデータ復旧時点で，医療機関のサービスを再開することを前提とした場合に，今回の実測値相当の所要時間をRTOとして設定できる．

データバックアップ時の暗号化について，現行のGEMINIシステムにおいてはSINET6のL2VPNを使用したデータ転送[2]をしており，この暗号化はデータセンター保管中のデータの安全性確保を目的としている．データセンターへのサイバー攻撃やデータ漏洩の可能性を無視できる場合は，暗号化を行わないデータ転送とすることでリストア時の復号化処理時間分の所要時間分を短縮できるが，この状況設定はやや非現実的と考える．なお**表2c**に示した解凍前後でファイルサイズに変化がない点について，SQLServerからバックアップデータを出力する段階ですでに圧縮されており，そこからさらに圧縮しても容量が小さくならなかったためと考える．

いざという事態に備え，当然のことではあるが予めよくパターン化され，かつ十分レビューされた手順を整備しておくことに加え，今回の実験で確認されたように，バックアップデータ，バックアップデータの展開と復号化をする中間状態のデータ，データベース読み取りのためのデータ，の総容量に加え，今後のデータ増加分を見込んだ容量を保有するためのフラッシュストレージを常備することが望ましい．

情報システム全体が複雑な構成であればあるほど，バックアップ関係処理の設計時にジョブ実行失敗のリスクについても十分考慮する必要がある．今回のバックアップジョブ時刻が被ったことによる不正なバックアップデータの発生については，バックアップ実行時のアーカイブログ変更処理の開始時刻をずらすことが基本的対策となる．アーカイブログについて，本院の電子カルテシステムデータベースに使用している富士通製Symfowareに限らない仕組みであることから，アーカイブログ周辺の不具合・障害も想定したバック

アップ方法や，複数世代のバックアップデータ確保の検討と，構築後テストが必要であることも改めて示された．

本リストアテストは，SINET6 ネットワークの L2VPN 網を使用している 1 施設での，GEMINI システムにおける 1 ベンダーの電子カルテシステムのバックアップデータのテストに限られているため，結果の一般化には限界がある．しかし市場シェアの大きいベンダーでのベンダー提供方式の業務用バックアップデータの，オンラインネットワークによる遠隔データセンターへのバックアップを対象としたテストであることや，直前まで業務運用していた運用終了直後のシステムのサーバをリストア先に用いたリストアテストであり，他の民間医療機関等にとっては負担が大きく実施困難なテストであることから，今回の知見は他の医療機関にとっても有用であると考える．本来は新システム稼働前に稼働予定システムの全データについてバックアップ・リストアテストを実施すべきであるが，実際にはスケジュールを組むことが困難なことが多い．今後は少なくともリプレース後の旧システムを停止する前には今回のようなリストアテストを実施し，ベンダー内・ベンダー間・医療機関間で知見の共有を行っていくことが重要である．

6．結　論

GEMINI バックアップデータを用いたリストアに関する RTO について，電子カルテシステムのデータベース領域は約 53 時間 45 分間，電子カルテシステムのイメージデータ領域（1 年間分）は約 97 時間 47 分間，医事会計システムのデータベース領域は約 46 分間と見積もられた．本リストアテストにより，手順書や予備機材を整備しておくことの重要性が改めて示されるとともに，

実際に GEMINI バックアップデータによる復元が可能であり，BCP の手段の 1 つとして有効であることが示された．

利益相反の開示

著者の河添悦昌は，次の企業の寄付金により運営される寄付講座に所属している．株式会社イーエムシステムズ，株式会社 EPNextS，株式会社エム・アール・ピー，シップヘルスケアホールディングス株式会社，ソフトバンク株式会社，日本電気株式会社．

参　考　文　献

1) 警察庁．令和 5 年におけるサイバー空間をめぐる脅威の情勢等について．
https://www.npa.go.jp/publications/statistics/cybersecurity/data/R5/R05_cyber_jousei.pdf (sited 2024-Nov-19)

2) 野口貴史，田中勝弥，美代賢吾，大原　信，石原　謙，高林克日己，大江和彦．国立大学病院を対象とした災害対策のための医療情報バックアップ体制の構築と運用．医療情報学 2014；**34**（Suppl.）：674-677.

3) Kurimoto T, Sasayama K, Akashi O, Yamanaka K, Kitagawa, N, Urushidani S. A Nationwide 400-Gbps Backbone Network for Research and Education in Japan. *IEICE Transactions on Communications* 2023；**106**（12）：1275-1285.

4) 土井俊祐，佐藤陽水，大江和彦．国立大学病院遠隔バックアップシステム（THE GEMINI PROJECT）のシステム更新と新機能．医療情報学 2020；**40**（Suppl.）：841-842.

5) 地方独立行政法人大阪府立病院機構　大阪急性期・総合医療センター情報セキュリティインシデント調査委員会　調査報告書．
https://www.gh.opho.jp/pdf/report_v01.pdf (sited 2024-Nov-19)

6) Fujitsu. Symfoware Server 解説書．
https://software.fujitsu.com/jp/manual/manualfiles/M070048/J2X02807/04Z200/guide03/guide058.html (sited 2024-Dec-4)

世界 20 カ国における
医師養成システム
海外諸国では医師がどのように養成されているか？

著　者：一般社団法人 日本医学教育評価機構 常勤理事
　　　　順天堂大学 客員教授、東京医科歯科大学 名誉教授　奈良 信雄
定　価：2,750 円（本体 2,500 円＋税）
判　型：Ｂ５判、並製、112 ページ
発行日：2023 年 6 月 24 日
ISBN 978-86705-818-3

著者は長年、医学教育の改革に深く関与し、医学教育行政に大きな影響力を持ってきた日本の代表する研究者です。本書は、その著者が、文部科学省、厚生労働省の研究プロジェクトによる支援を受け、世界 20 カ国を歴訪し、医師がいかに養成されているか、その制度を詳細に分析、紹介した類書のない書籍です。医療関係者だけではなく、医療を受けられる立場の多くの方々にも、医師がどのように養成されているのか、関心を持っていただければ幸いです。

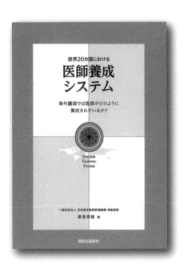

目　次

はじめに

第Ⅰ章　ヨーロッパ編
1. ドイツ
2. イギリス
3. フランス
4. アイルランド
5. オランダ
6. ベルギー
7. スペイン
8. イタリア
9. チェコ共和国
10. ハンガリー
11. オーストリア

第Ⅱ章　北アメリカ編
12. アメリカ
13. カナダ

第Ⅲ章　アジア・オセアニア編
14. オーストラリア
15. シンガポール
16. マレーシア
17. サモア
18. 香港
19. 台湾
20. 韓国

おわりに

書籍の購入の申し込みは、下記弊社ホームページ URL まで。
URL：www.shinoharashinsha.co.jp

 篠原出版新社　〒113-0034　東京都文京区湯島 3-3-4 高柳ビル　電話：(03) 5812-4191（代表）
E-mail：info@shinoharashinsha.co.jp　URL：www.shinoharashinsha.co.jp

資料

患者を対象とした錠剤シートの表示および
PHR（Personal Health Record）の利用に関する調査

池田　和之[*1]　浦西　洋彰[*1]　森　健太郎[*2]　平田　一耕[*2]
舟越　亮寛[*2]

　医療用の医薬品には GS1 バーコードの表示が行われている．医療現場ではバーコードを医薬品の払い出しなどに利用している．医療機関からは払い出し時に錠剤シートを切り取るケースもあるため，錠剤シートへの複数のバーコード表示が望まれている．一方，内服薬の多くは患者が使用している．さらに近年医療の情報化に伴い PHR の利用が推進されている．医薬品バーコードは，この PHR でも利用が期待される．しかし医薬品バーコードの表示について直接患者に調査した報告はない．今回，われわれは患者への内服薬の錠剤シートの表示に関するアンケート調査を行った．調査の結果，患者からは，薬品名や有効期限の必要性は高いが，バーコードの表示の必要性は低いとの回答を得た．さらに，1 錠に 1 個のバーコード表示の必要性も低いとの回答であった．内服薬の医薬品バーコードの表示は，患者の意見も踏まえ表示すべきである．
■キーワード：バーコード，医薬品，医療安全，PHR，錠剤シート

Personal Health Record（PHR）and Tablet Sheet Label Survey of Patients: Ikeda K[*1], Uranishi H[*1], Mori K[*2], Hirata I[*2], Funakoshi R[*2]

　Ethical Drugs are labeled with GS1 barcodes. In the medical field, barcodes are used for dispensing pharmaceuticals. Since some medical institutions cut out tablet sheets for dispensing, multiple barcode indications on the tablet sheets are desired. On the other hand, many oral medicines are used by patients. In recent years, the use of PHRs has been promoted along with the informatization of medical care. Drug barcodes are expected to be used in these PHRs. However, there have been no reports directly surveying patients about barcode labeling on medicines. In this study, we conducted a questionnaire survey of patients regarding the labeling of tablet sheets of oral medications. The survey results showed that the importance of the drug name and expiration date was high, but barcode labeling was low. Patients also reported low need for one barcode per tablet. Patients' opinions should be taken into consideration when displaying barcodes for oral medications.

Key words: Barcode, Medicine, Medical safety, PHR, Tablet sheets

---

[*1]奈良県立医科大学附属病院 薬剤部
　〒634-8522　橿原市四条町 840 番地
[*2]亀田総合病院 薬剤部
　E-mail：k-ikeda@naramed-u.ac.jp
受付日：2024 年 7 月 24 日
採択日：2025 年 1 月 22 日

[*1]Department of Pharmacy, Nara Medical University Hospital
　Shijyo-cho 840, Kashihara, Nara, 634-8522, Japan
[*2]Department of Pharmacy, Kameda General Hospital

1. 緒　言

　薬物療法は疾患の治療の中で重要な役割を占めている．その中でも内服薬による治療は，患者自身で服用できる簡便さなどの観点から幅広く使用されている．この内服薬は患者自身で服用する場面が多いため，患者の内服薬の理解が重要になる．医療用医薬品には平成18年の「医療用医薬品へのバーコードの表示について」[1]の厚生労働省通知によりバーコードの表示が行われている．現在この医療用医薬品へのバーコード表示（以下，医薬品バーコードとする）は，医薬品の安全確保，トレーサビリティ，流通の効率化を目的に表示され，その表示も医薬品流通の最小単位（医療機関へ納入される単位）である販売包装単位のほか，病院や薬局など医療機関内で流通する企業が生産する最小単位（注射のアンプルや錠剤シートの単位）である調剤包装単位，さらに販売包装単位が複数個梱包される元梱包装単位に表示されている[2]．特に令和元年に改正された「医薬品，医療機器等の品質，有効性および安全性の確保等に関する法律等の一部を改正する法律」により，販売包装単位の医薬品バーコードの表示は法に基づく表示となった[3]．

　一方，少子・高齢化が進む日本では，今後の労働人口の減少など大きな課題を抱えている．この課題の解決策の一つとして，社会の情報化・デジタル化が急速に進められている．医療分野でも医療DXとしてオンライン資格確認等システムや電子処方箋，全国医療情報プラットフォームの構築などが進められている．これらオンライン資格確認等システムや電子処方箋，全国医療情報プラットフォームでは全国の医療機関で情報を円滑に交換し，効率的で安全な医療の提供が期待されている．さらにこれらで交換される情報は，マイナポータルを経由して国民（患者）が直接閲覧することも可能である．加えてマイナポータルと患者自身が利用するPHRサービスがAPI連携を行うことも可能となっている．他方で患者が保有する医療情報として，糖尿病や血圧などの健康手帳や現在服用中の薬を記載したお薬手帳などがある．特にお薬手帳は，自身の現在服用中の薬を確認するとともに災害時には常用薬の確認に活用できるなど重要な患者保有の医療情報となっている．このお薬手帳の情報もスマートフォンの普及などにより，電子版お薬手帳が開発されている．電子版お薬手帳では，その情報を相互に活用できるようにするため，JAHISにより電子版お薬手帳フォーマット[4]が定められており，2019年には厚生労働省より電子版お薬手帳ガイドライン[5]が発出されている．このガイドラインの中でも，GS1コードの読み取り機能として，品質管理のためロット番号の管理などGS1コードの読み取り機能の実装も有用であることが示されている．

　このように患者へのPHRを推進する中，現物の医薬品と情報システムを簡便につなぐ医薬品バーコードを患者の視点で調査した報告はない．

2. 目　的

　PHRなど患者が保有する電子的な医療情報として，医薬品の情報を簡便に記録するために必要な内服薬のバーコード表示を検討するため，患者を対象にスマートフォンの利用や電子版お薬手帳の保有，医薬品の管理の状況とともに，錠剤シートの表示と医薬品バーコードに対する意識に関する調査を実施した．

3. 方　法

　本研究では，患者に対しスマートフォンや電子版お薬手帳の保有状況および医薬品の管理状況，錠剤シートへの医薬品バーコードの表示などに関するアンケート調査を実施した．研究対象者は，十分な説明を行う環境を整えるため奈良県立医科大学附属病院および亀田総合病院に入院中の患者とした．また本研究の参加についての説明をもとに本人の自由意思により参加の同意が得られた患者とするため，参加同意の取得時に20歳以上の患者とした．調査項目は，年齢，性別，薬の服用数，錠剤シートへの表示内容，バーコードの表示形式，バーコードの活用に関する事項，薬の保管・

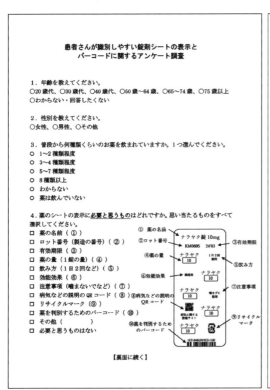

図1 調査票

服用方法，スマートフォンおよびお薬手帳の利用状況，電子版お薬手帳の利用状況とした（図1）．錠剤シートへの表示内容については，錠剤シートのイメージを示したうえで必要と思う項目を複数選択することとした．アンケート調査は，同意を得られた対象者へのみ用紙を配布・回収する方式で実施した．調査期間は2023年3月から2024年3月までの13カ月間とした．なお本研究は，奈良県立医科大学 医の倫理審査委員会承認番号［3361］および亀田総合病院 臨床研究審査委員会承認番号［23-061］にて承認を得て実施した．

4．結　果

調査期間中，210名（奈良県立医科大学附属病院：134名中66名回答（回答率49.3%），亀田総合病院：168名中144名回答（回答率85.7%）から回答を得た（回答率69.5%）．回答者の背景として，年齢は20歳代から75歳以上まで幅広く回答を得ており65歳以上の回答者は94名（44.8%）（図2），女性128名（61.0%），男性80名（38.1%），未回答2名（1.0%）であった．内服薬の服用状況については，普段から1～2種類程度の医薬品を服用しているが62名（29.5%），3～4種類程度服用しているが54名（25.7%），5～7種類程度服用しているが40名（19.0%），8種類以上服用しているが25名（11.9%）であり，薬は飲んでいないは27名（12.9%），わからない・未回答は2名（1.0%）であった（図2）．

薬のシートの表示に必要な項目については，薬の名前が199件で最も多く，次いで有効期限が161件，飲み方（1日2回など）が147件，効能・効果が139件と続いた（図3）．なお，薬を判別するためのバーコードは37件(17.6%)であった．1錠に1個の医薬品バーコード表示の必要性については，必要と思うは27名（12.9%），必要と思わないが105名（50.5%），わからないが69名

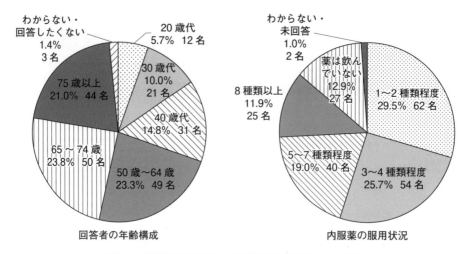

図2　回答者の年齢構成・内服薬の服用状況（n＝210）

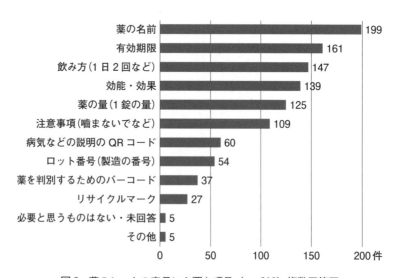

図3　薬のシートの表示に必要な項目（n＝210）複数回答可

(32.9％), その他・未回答などが8名（3.8％）であった（図4）．また，医薬品バーコードの活用については，薬の説明書の表示が117件，お薬手帳への薬の記録が74件，飲んだ薬の確認が58件，特になしの回答が41件，その他として未回答・分からないなどが16件あった（図4）．

薬の保管・服用方法については,服用の都度シートから取り出すが107件，シートを1回分ずつ切っておくが47件，シートから出してセットし ておくが41件,薬局で一包化してもらうが18件，その他・未回答などが14件であった（図5）．なお，本項目は一番近いものを1つ選択することとしていたが，複数の回答者から重複回答を得たためそれらを合わせて示している．

スマートフォンの利用状況については，利用しているが144名（68.6％），利用していないが54名（25.7％），未回答が12名（5.7％）であった（図6）．さらにお薬手帳の使用状況については，紙の

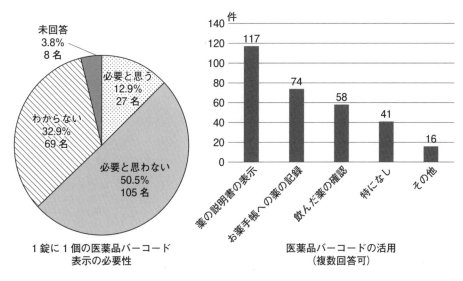

図4 1錠に1個の医薬品バーコード表示の必要性および医薬品バーコードの活用（n=210）

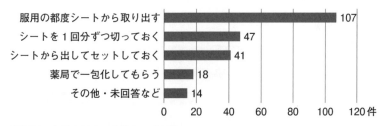

質問票の表現を以下に変換して表示
- 錠剤シートは切り離さずに，薬を飲むときに錠剤シートから取り出して飲む：服用の都度シートから取り出す
- 錠剤シートからあらかじめ薬を取り出し1回分ずつ自分で準備し，飲む：シートを1回分ずつ切っておく
- 錠剤シートを1回に飲む分ずつ切り分けて，飲むときに錠剤シートから取り出して飲む：シートから出してセットしておく
- 薬局で薬を飲むタイミングごとに1つの袋にまとめて入れてもらい，袋から取り出して飲む：薬局で一包化してもらう

図5 薬の保管・服用方法（n=210）複数回答可

お薬手帳を持っているが179名（85.2%），電子媒体のお薬手帳を持っているが6名（2.9%），お薬手帳を持っていないが13名（6.2%），未回答が12名（5.7%）であった（図6）．

以上の結果から，PHRを管理するためのデバイスとしてスマートフォンの利用状況と薬のシートの表示に必要な項目および1錠に1個の医薬品バーコード表示の必要性について，スマートフォンの利用の有無で分類し分析した．分析は，すべての回答者のうちスマートフォンの利用状況で未回答の12名を除いた198名の結果を用いた．スマートフォンの利用状況は，64歳以下では106名中100名（94.3%），65歳以上では89名中41名（46.1%）となった（図7）．薬のシートの表示に必要な項目については，ほとんどの項目でスマートフォンの利用に関わらず同じ順序となった．しかし，薬を判別するためのバーコードについては，スマートフォンを利用する回答者

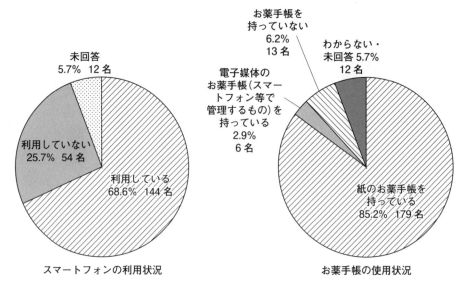

図6 スマートフォンの利用状況およびお薬手帳の使用状況 (n=210)

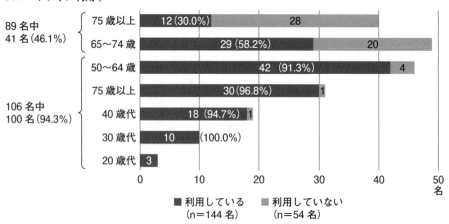

図7 回答書の年齢別スマートフォンの利用状況 (n=198)

144名中30名 (20.8％) で全体の順位は9位,利用しない回答者では54名中5名 (9.3％) で全体の順位は10位となった (図8). また, 1錠に1個の医薬品バーコードの必要性では, スマートフォンを利用する回答者では必要と思うが18名 (12.5％), 必要と思わないが77名 (53.4％), 分からないが45名 (31.3％) であった. 一方, 利用しない回答者では必要と思うが7名 (13.0％),

必要と思わないが24名 (44.4％), 分からないが23名 (42.6％) であった (図9).

5. 考 察

電子処方箋や電子版お薬手帳などのPHRの普及が進められる中, 薬物療法に関する情報を電子情報として取り込む基盤として医薬品の包装に表示されるバーコードがある. 内服薬の錠剤シート

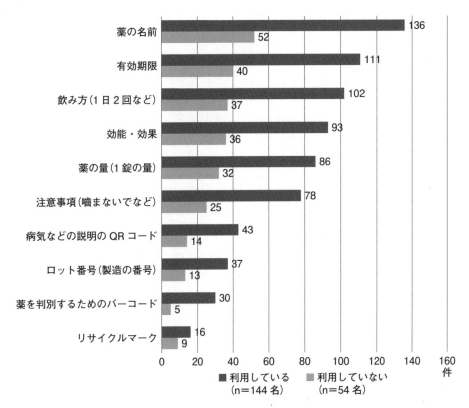

図8 スマートフォンの利用状況と薬のシートの表示に必要な項目（n＝198）複数回答可

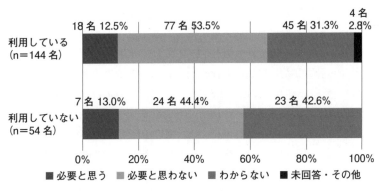

図9 スマートフォンの利用状況と1錠に1個の医薬品バーコード表示の必要性（n＝198）

には薬品名のほか薬品の規格（mgなど），注意事項，バーコードなど様々な情報が表示されている．特に医薬品バーコードについては，調剤包装単位へも表示が求められており，特定生物由来製品以外の医薬品では商品コードをGS1データバーで表示することとされている[4]．なお，調剤包装単位とは，製造販売業者が製造販売する医薬品を包装する最小の包装単位で，錠剤やカプセル

剤であればPTPシートやバラ包装の瓶，外用薬であれば点眼薬や軟膏チューブなどである．特にPTPシートでは，1シートに少なくとも1カ所のバーコードを表示することが通知により定められている．

一方，内服薬は数量ベースで96％以上の医薬品が医療機関以外の場所で服用されている[6]．すなわち錠剤シートの多くは，医療機関でなく患者自身が錠剤シートなどから取り出し服用している．したがって，主に医療機関での使用が前提とされている注射薬とは異なり，内服薬の錠剤シートでは患者が直接使用することを前提にシートの表示を検討すべきで，最終使用者である患者の医薬品の識別性なども考慮する必要がある．そこで今回は内服薬を実際に使用する患者に対し，医薬品包装の表示とともにPHRの利用状況としてスマートフォンや電子版お薬手帳の利用状況を調査した．なお，医薬品の使用は医療機関以外で多いものの，医療機関を外来受診する患者の意見を十分に聴取することは時間的な制約などから困難である．そこで今回の調査では，適切な説明のうえ同意を得るため入院中の患者を対象に調査を実施した．回答者の年齢構成は，20歳代から75歳以上までと幅広い患者層から回答を得ている．この回答者の比率は厚生労働省から公開されている第9回NDBオープンデータ[7]における医科診療行為の初再診料の患者数から計算した年齢構成と比較し，本調査の患者の年齢構成が65～74歳で8ポイント程度高く，30歳代および50歳～64歳がともに4ポイント程度低いもののおおむね同様の年齢分布であった．今回の調査対象は，入院患者を対象としているが，おおむね全国の外来患者の年齢構成と類似しており極端な偏在は見られない．一方，回答者の医薬品の服用状況については，令和4（2022）年社会医療診療行為別統計の概況[8]からの薬剤種類数階級別件数の構成割合と比較すると，本調査の服用状況が8種類以上の服用が10ポイント程度多く，1～2種類程度の服用が10ポイント程度少なかった．今回調査を実施した医療機関が地域の基幹病院であり，重症な患者が多

く受診する医療機関のため，医薬品の服用数が多くなったと考えられる．さらに，回答者の68.6％がスマートフォンを利用していると回答した．年齢別では，65～74歳では58.2％，75歳以上では30.0％が利用していると回答している．総務省発行の令和3年版情報通信白書では，年齢別のスマートフォンやタブレットの利用状況として，50～59歳では84.3％がよく利用していると回答しているが，60～69歳では55.5％，70歳以上では24.3％とよく利用しているとの回答は低くなっている[9]．本調査でも同様の傾向が見られており，スマートフォンの利用についても極端な偏在は見られない．

今回の調査では錠剤シートに着目し，患者の視点での内服薬の錠剤シートに必要な事項の調査を行った．その結果，薬品名や有効期限，服用方法，効能・効果，薬品の成分量，服用時の注意事項は，半数以上の回答者から必要であるとの回答を得た．一方，病気などの説明用Webサイトに誘導するQRコードやロット番号（製造番号）の表示は210名中60名，医薬品を判別するためのバーコードは回答者の210名中37名のみ必要と回答した．なおスマートフォンの利用状況による分析では，医薬品を判別するためのバーコードの項目のみスマートフォンの利用ありで20.8％，利用なしで9.3％と差が見られた．さらに，錠剤シートへの1錠に1個の医薬品バーコード表示の必要性については，必要と思うとの回答は全体の12.9％，思わないとの回答は50.5％であった．患者の視点では，錠剤シートへの1錠に1個のバーコード表示への必要性を感じていないことが判明した．また，わからないとの回答も32.9％見られ，1錠に1個のバーコード表示についての具体的な活用状況が想像できないと思われる．なお本項目については，スマートフォンの利用状況により回答割合に大きな違いは見られなかった．バーコードが十分に普及していない状況ではあるが，スマートフォンを利用している患者の12％は錠剤シートへの1錠に1個のバーコード表示への必要を感じていた．

このように現時点で患者の視点からは，スマートフォンを利用する者でも錠剤シートへの医薬品バーコードの表示の必要性は低く，1錠に1個のバーコード表示も必要性を感じない意見が半数を占めた．医療機関では，医薬品の安全確保の観点から，錠剤の取り揃えや処方内容との照合鑑査に医薬品バーコードを利用する施設が増加している[10〜13]．これら調査では，医療関係者からの要望として情報システムによる医薬品の識別性を高めるため1錠に1個のバーコード表示が求められている[13]．一方過去のわれわれの調査では，現在の医薬品バーコードの表示規格では，約半数の錠剤シートで1錠に1個の表示が不可能であり，1錠に1個の医薬品バーコード表示のためには錠剤シート自体の大きさを大きくする必要があることを報告している[14]．今後，医薬品へのバーコード等の表示については，医薬品の最終使用者である患者の必要性なども考慮する必要がある．特に今回の調査より，錠剤シートに表示が必要とされる他の情報も考慮し検討すべきと考える．

医薬品の保管・服用方法では，約半数の回答者で錠剤シートから医薬品の服用の都度取り出し服用していると回答があった．また錠剤シートからあらかじめ取り出してピルケースなどに準備しておく，錠剤シートを服用錠数ごとに切り分けて準備しておくが共に回答者の20％程度を占めていた．このような服用方法からは，錠剤シートに1個のバーコード表示があれば患者の視点での利活用は可能であることが推測できる．一方，錠剤シートを服用錠数ごとに切り分けて準備しておくとの回答が約20％あった．錠剤シートを1錠ごとに切り離し保管・管理していることに起因する薬の包装シートの誤飲に関する注意喚起が繰り返し行われている[15]．本研究の目的とは異なるが，錠剤シートの誤飲防止の観点から注意喚起が必要であることも判明した．

お薬手帳の持参状況では，85.2％の回答者が紙の薬手帳を持っていると回答し，電子媒体のお薬手帳を持参するは2.9％の回答であった．さらに，医薬品バーコードの活用についての項目では，薬の説明書の表示やお薬手帳への薬の記録が上位を占めた．現在の紙のお薬手帳では，薬剤の効能・効果などの確認が困難である．一方，手元に医薬品があれば電子版お薬手帳などで医薬品バーコードを利用し薬の説明書などを表示することが可能となる．令和5年3月に厚生労働省より発出された電子版お薬手帳運用ガイドラインでも，今後電子版お薬手帳に実装すべき機能として一般用医薬品等の登録機能（JANコードの読み取り機能を含む）や将来的に実装が望ましい機能としてGS1コードの読み取り機能があげられている[2]．今回は医療用医薬品について調査を行ったが，スイッチOTCとして医療用の成分を含む医薬品が要指導医薬品など一般用医薬品としても販売されている．PHRの利活用を進める観点からは，一般用医薬品のバーコード活用も進める必要があると考える．くわえて今後は，PHR普及の側面からも患者および主に看護にあたるものへ医薬品バーコードなど患者へのデジタルデバイスの普及や情報リテラシーの向上についての啓発も必要と思われる．

なお，本研究は2施設の入院患者への調査により実施した．そのためすべての患者が自身で薬剤を服用しているとは限らず，また全国の患者の状況を反映したものではない．

6. 結 論

われわれは患者への内服薬の錠剤シートの表示に関するアンケート調査を行った．調査の結果，薬品名や有効期限の必要性は高いが，医薬品バーコードの表示の必要性は低かった．さらに，医療機関から求められている，錠剤シートへの1錠に1個のバーコードの表示は，患者からは必要性が低かった．これらは具体的な活用状況が想像できないと思われる．内服薬への医薬品バーコードの表示は，医薬品の最終使用者である患者の必要性なども考慮する必要があると思われる．

利益相反
本研究に関する利益相反はない．

謝辞

　本研究は，厚生労働行政推進調査事業「医療機関等におけるより高度な医療安全のためのバーコードの活用に関する研究（22KC2002）」により行った．

参 考 文 献

1) 医療用医薬品へのバーコード表示の実施について．厚生労働省 医薬食品局安全対策課長．2006．
[https://www.pmda.go.jp/files/000144366.pdf (cited 2024-May-14)]

2) 医療用医薬品を特定するための符号の容器への表示等について．厚生労働省 医薬・生活衛生局医薬安全対策課長．2022．
[https://www.mhlw.go.jp/content/11120000/001018191.pdf (cited 2024-May-14)]

3) 医薬品，医療機器等の品質，有効性及び安全性の確保等に関する法律等の一部を改正する法律（令和元年法律第63号）．2019．
[https://www.mhlw.go.jp/stf/seisakunitsuite/bunya/0000179749_00001.html (cited 2024-May-14)]

4) JAHIS 電子版お薬手帳データフォーマット仕様書 Ver.2.6．一般社団法人保健医療福祉情報システム工業会．2024．
[https://www.jahis.jp/standard/detail/id＝1124 (cited 2024-Oct-10)]

5) 電子版お薬手帳ガイドラインについて．厚生労働省医薬・生活衛生局総務課長．2023．
[https://www.mhlw.go.jp/content/001199653.pdf (cited 2024-Oct-10)]

6) 第7回 NDB オープンデータ（2020年度分）処方薬（内服/外用/注射）．厚生労働省．2022．
[https://www.mhlw.go.jp/stf/seisakunitsuite/bunya/0000177221_00011.html (cited 2022-Oct-12)]

7) 第9回 NDB オープンデータ．処方薬（内服/外用/注射）．厚生労働省．2023．
[https://www.mhlw.go.jp/stf/seisakunitsuite/bunya/0000177221_00014.html (cited 2024-May-12)]

8) 令和4（2022）年社会医療診療行為別統計の概況．厚生労働省．2023．
[https://www.mhlw.go.jp/toukei/saikin/hw/sinryo/tyosa22/dl/gaikyou2022.pdf (cited 2024-May-12)]

9) 令和3年版 情報通信白書．総務省．
[https://www.soumu.go.jp/johotsusintokei/whitepaper/ja/r03/pdf/01honpen.pdf (cited 2024-May-26)]

10) 村松　博，池谷　修，早川智久，他．バーコードを用いた注射剤供給システムの構築．日病薬師会誌 2012；48：89-93.

11) 山北勝夫，菅野敦之，大道　久，他．保険薬局における新バーコード（GS1 DataBar）の活用と課題 医薬品のトレーサビリティと取り違え防止の観点から．日医療病管理会誌 2013；50, 3：189-197.

12) 平野陽子，古俵孝明，五十嵐敏明，他．携帯情報端末とバーコードを利用した医薬品照合・数量管理システムによる調剤過誤並びにインシデントに対する予防効果．医療薬 20178；43, 9：502-508.

13) 永田健一郎，村岡香代子，中村昂洋，他．医療用医薬品 PTP シートの GS1 データバー表示に関する調査〜調剤時の円滑な薬品照合の実現に向けた課題〜．医療薬 2022；48, 4：154-160.

14) 池田和之，大西健太，浦西洋彰，他．内服薬の PTP シートに印刷された GS1 DataBar の表示状態と，PTP シートの大きさに関する調査．医療情報学 2022；42, 6：263-271.

15) 薬の包装シートの誤飲に注意，独立行政法人国民生活センター．2021．
[https://www.kokusen.go.jp/mimamori/mj_mailmag/mj-shinsen385.html (cited 2022-Oct-12)]

「医療情報学」投稿規程

(2023 年 5 月改定)

1. 投稿原稿の種類

本誌は主として，原著―研究論文，原著―技術論文，原著―研究速報，春季学術大会論文，総説，Letters to the editor，資料，解説，Forum，研究室紹介等の原稿を受け付ける．ただし，投稿原稿は，他誌に発表（掲載），あるいは投稿されていないものとする．

原著―研究論文：医療情報学の新しい発見や斬新なシステム開発など学術的な新規性を主題とするもの．

原著―技術論文：医療情報学の発展に寄与する新しい技術の応用や創意工夫のあるもの．

原著―研究速報：内容からみて急いで発表してオリジナリティを確保する必要があると考えられるもの．

春季学術大会論文：春季学術大会プログラム委員会の推薦および字句等の明らかな誤りに対する修正を経て，大会詳細抄録が投稿されるもの．

総説：1つのテーマについて広範囲に文献調査を行い，そのテーマに関する現状および将来展望を明らかにしたもの．

Letters to the editor：掲載論文に関する誌上質問や誌上討論．

資料：調査データやシステム構築の基礎となるデータなど，会員にとって参考になると思われるもの．

解説：技術の解説や医療情報システムなどの紹介，教育的内容のもの．

Forum：医療情報学関連の学術集会の紹介や海外事情など，会員にとって参考になると思われるもの，本学会の活動方針に関する提言など．

研究室紹介：編集委員会からの依頼原稿．

2. 投稿資格

投稿の著者は，日本医療情報学会の会員でなければならない．共著の場合は，筆頭著者が会員でなければならない．ただし，賛助会員の紹介ないし依頼原稿の場合はこの限りでない．

なお，ここでの会員とは，正会員，指名正会員，学生会員とする．また，初回投稿時のみならず，再投稿時，原稿掲載時も，会員でなければならない．

3. 原稿の長さ

3-1. **原著―研究論文**，**原著―技術論文**，**春季学術大会論文**，**解説**は刷り上がり8ページ程度（図・表・写真を含む），**原著―研究速報**は4ページ程度，**総説**は刷り上がり10ページ程度，**Letters to the editor**，**Forum**，**研究室紹介**は刷り上がり2ページ程度（図・表・写真を含む），**資料**は刷り上がり6ページ程度（図・表・写真を含む）とする．

3-2. 和文は横書きとする．1,760文字が刷り上がり1ページに相当する．

3-3. 英文はA4判ダブルスペース2枚が刷り上がり1ページに相当する．

3-4. 本論文とは別に付表などを必要とする場合には，別刷に限り長さを指定せずに受け付けることがある．

3-5. 上記以外の原稿については編集委員会が適宜定める．

4. 採否審査（受理日の表現方法）

原稿は複数の査読者による審査のうえ，掲載の採否を速やかに決定する．掲載にあたっては，原稿の一部修正を求めることがある．修正を求められた原稿は，原則として1ヶ月以内に再投稿しなければならない．掲載は投稿受付順を原則とするが，審査もしくは編集上の都合により変更することがある．**春季学術大会論文**は，編集上の点検以外は行わず，原則としてそのまま掲載する．

5. 原稿の書式

5-1. 用語：和文，英文いずれでも受け付ける．

5-2. 用紙サイズと文字数：和文の場合は，ワードプロセッサーでA4判の用紙を基準とし，1行40文字（全角），35行として作成すること．英文はA4判ダブルスペースとする．

5-3. 和文原稿の形式：原稿の第1枚目に，投稿種別，表題，著者名，所属機関と所在地，別刷送付先，英文の表題，英文著者名，英文所属機関と所在地，および校正刷りの送付先，担当者名，e-mailアドレス，電話番号，Fax番号を記すこと．

5-4. 英文原稿の形式：原稿の第1枚目に英文の投稿種別，表題，英文著者名，英文所属機関と所在地，およ

び基本的には日本語で校正刷りの送付先，担当者名，e-mailアドレス，電話番号，Fax番号を記すこと．

5-5. 抄録（Abstract）：和文原稿の場合は，原稿の第2枚目に和文400文字，英文200 words程度で記すこと．英文原稿の場合は，原稿の第2枚目に英文200 words程度で記すこと．なお，5個以内のキーワード（Key words）を記すこと．キーワードはMEDLINEデータベースのキーワード用語集「Mesh (Medical Subject Headings)」を参考にすることが望ましい．

＊Forum，研究室紹介は抄録不要．

5-6. 本文：原稿の第3枚目からとする．本文は原則として，緒論，目的，方法，結果，考察，結論，文献の順に記す．必要に応じ謝辞を記す．また，システム開発等では，緒論，開発目的，システム概要，システム評価，考察，結論，文献の順に書く．

5-7. 名称：人名はできる限り原語を用いる．

5-8. 略号：初出部分で正式名を添える．ただし，一般化されている場合はこの限りでない．

5-9. 図・表・写真：鮮明なものとする．1枚ずつ別紙とする．図（図の下），表（表の上），写真（写真の下）に必ず和文原稿は和文，英文原稿は英語でFig., Table, Photoで表題をつける．必要な場合には説明をつける．図・表・写真は，本文原稿とは別に一括して電子ファイルとする．

5-10. 和文原稿の場合，カタカナ・ピリオド・カンマなどは全角文字，英字・数字は半角文字を使用する．

5-11. 新語，専門用語などは，脚注をつける．脚注は一連番号を参照箇所の右肩に"1"のように記載する．各著者の所属施設名を記入する場合もこの要領で一連番号に含める．説明文は原稿のそのページの下に脚注として記載する．

5-12. 文章中の数式は，原則としてイタリックで印刷される．イタリック以外を希望する場合，ゴシック，ボールドなどと朱書する．

5-13. 他の文献から文章・図・表などを引用する場合は，あらかじめ著作権者の了承を得る．また，その際には出典（著者名・書誌名・発行所・頁・発行年）を引用箇所に明示する．

6. 引用文献

6-1. 引用文献は，本文該当部の右肩に引用順に番号を片括弧で記し，本文最後の文献の項に整理して記す．

6-2. 文献の項の書式は，バンクーバー・スタイル（the Vancouver style）に従うものとし，以下の例を参考にして記載する．

［雑誌］著者名．題名．雑誌名発行年；巻：通巻ページ（始め-終わり）．または，著者名．題名．雑誌名発行年；巻：号数，号ページ（始め-終わり）．

例1）多仲浩志．医学・生物学における数学論理．医療情報学2008；28：253-266．

例2）多仲浩志．医学・生物学における数学論理．医療情報学2008；28, 5：13-26．

例3）Tanaka K, Hara K. Estimation of location and size of myocardial injury site from body surface potential distribution using ECG inverse solution. Jpn Heart J 1986；27：235-244.

［書籍・単行本］著者名．題名（編者名）．書名．発行地（外国の場合のみ）：発行所，発行年：ページ（始め-終わり）．

例1）貝原益軒，井上　馨，郷邑要市．サブルーチン問題．応用数学講座．岩波書店，1993．

例2）桂　太郎．医療情報の標準化．新版医療情報「医療情報システム編」，篠原出版新社，2009：224-240．

6-3. 著者について

姓（family name）と名（given name）の間にコンマを入れない．名（given name）に省略記号（.）をつけない．著者名が6名以下なら全員を記す．7名以上の場合は最初の3名のみを列記し，それに「他」，"et al."を付記する．著者と著者の間にはコンマを入れる．and, und, et., ＆などを用いない．日本人著者名は，姓だけでなく，名も書く．

6-4. 雑誌について

略式雑誌名のあとに省略記号（.）をつけない．雑誌名はイタリック文字を用いる．投稿原稿では雑誌名にアンダーラインを引く．巻数はゴシック文字を用いる．英文原稿に和文献を引用するときには，最後に（in Japanese）を添える．

6-5. 単行本の場合

書名はイタリック文字を用いる．投稿原稿では書名にアンダーラインを引く．

6-6. 電子媒体の場合

［CD-ROM, DVD等］著者名．題名．収載名［媒体］．発行地（外国の場合のみ）：発行所，発行年：ページがあれば（始め-終わり）．

例1）木村通男．医療情報の過去・現在・未来―Data, Information, Intelligence第2回現在編．第31回医療情報学連合大会論文集［CD-ROM］．日本医療情報学会，2011：4-7．

例2) 省戸利普. 技術の変遷. 医学の情報集 [DVD]. 医療と情報の窓社, 2005.

例3) Anderson SC, Poulsen KB. Anderson's electronic atlas of hematology [CD-ROM]. Philadelphia: Lippincott Williams & Wilkins, 2002.

[ウェブサイトやオンライン上の文献] 著者名・題名・発行地（外国の場合のみ）：発行所, 発行年 [URL (引用した年-月-日)].

例1) Hooper JF. Psychiatry & the Law: Forensic Psychiatric Resource Page. Tuscaloosa: University of Alabama, 1999. [http://bama.ua.edu/~jhooper/(cited 2007-Feb-23)].

例2) Foley KM, Gelband H, editors. Improving palliative care for cancer. Washington: National Academy Press, 2001. [http://www.nap.edu/books/0309074029/html/(cited 2002-Jul-9)].

例3) 標準的電子カルテ推進委員会. 最終報告. 厚生労働省医政局研究開発振興課, 2005. [http://www.mhlw.go.jp/shingi/2005/05/dl/s0517-4b.pdf (cited 2011-Nov-11)].

7. 著者校正

原則として, 初校時1回のみとする.

8. 掲載料

掲載料は無料とする. ただし, 超過ページについては1ページにつき 10,000 円, カラー印刷代については1ページにつき 100,000 円を徴収する. その他特別に要した経費は実費を徴収する.

9. 著作権および版権

本誌に掲載された原稿の著作権および版権は日本医療情報学会に帰属するものとする. 「医療情報学」に掲載された原稿その他の記事の全部, または一部をそのまま他の出版物等に掲載する場合には, 定められた様式に基づく文書により編集委員長の許可を得るとともに, 当該の出版物等に「医療情報学」からの転載であることを明記する. なお, 原稿等が「医療情報学」に掲載されることが決定した際, 著者は編集委員長が送付する著作権譲渡書に書名・捺印して, 速やかに編集委員会宛に返送する. 原稿執筆者には論文の内容を無断で改変されない権利（著作人格権）が残される.

10. 倫理

10-1. 倫理違反として以下の行為を禁止する.

1.（二重投稿の禁止）当該査読を伴う投稿論文と同等の内容を他誌に投稿してはならない. ただし, 国際会議・大会・研究会などの予稿はこの限りでない.

2.（捏造・改ざん・盗用の禁止）事実に基づかないデータを故意に作り出したり, データなどを根拠なく書き換えたり, 他人から得たデータや知見を許可なく自身の得たものとして記載したりしてはならない.

3.（倫理規程違反）自らの所属する機関などで定める倫理規程を犯してはならない.

10-2. 倫理違反とみなされた場合は, 下記の罰則の一部, または, 全部を適用する.

1. 当該論文の不採録, または, 掲載取り消しとその通知.

2. 著者全員の本会学術雑誌への投稿禁止.

3. 二重投稿先, および, 著者の所属先への通知.

11. 個人情報の保護

個人情報の保護の観点から, たとえ学術論文であっても容易に個人が特定されないように, 症例等の記載については十分に配慮しなければならない.

なお, プライバシーに関する患者の権利の保護などについては, 医学雑誌編集者国際委員会（International Committee of Medical Journal Editors (ICMJE)）の提示する「Recommendations for the Conduct, Reporting, Editing, and Publication of Scholarly Work in Medical Journals」[※1], および外科関連学会協議会加盟学会による「症例報告を含む医学論文及び学会研究会発表における患者プライバシー保護に関する指針」[※2] に準じて投稿すること.

※1

https://www.icmje.org/icmje-recommendations.pdf

※2

https://jp.jssoc.or.jp/modules/aboutus/index.php?content_id=44

12. 利益相反（conflict of interest (COI)）の開示

投稿にあたっては, 当該論文が関わる COI 状態について, 本学会の「医療情報学研究の利益相反（COI）に関する指針および細則」に基づき, 所定の書式※により報告しなければならない. この利益相反報告書の内容は, 論文末尾, 謝辞または参考文献の前に記載する. 規定された利益相反状態がない場合は,「利益相反なし」「No potential conflicts of interest were disclosed.」などの文言を同部分に記載する.

※様式 2-A「Medical Informatics Conflict of Interest Disclosure Statement」あるいは

様式 2-B「医療情報学：自己申告による利益相反報告書」

所定の書式については，http://www.jami.jp/about/jami-coi.html を参照.

13. 別刷

別刷は，20 部までは無料とする．20 部を超える分については，著者校正時に 50 部単位で申し込む.

14. 原稿送付

本文原稿 1 部，図・表・写真原稿 1 部と，原稿ファイルおよび原稿のテキスト形式ファイルを収録した CD-R 1 枚または USB メモリ 1 個を送付する．併せて，利益相反報告書を送付する.

原稿の到着日を投稿の受付日とする．原則として原稿は返却しない.

原稿の送付先

〒113-0033　東京都文京区本郷 2-17-17
井門本郷ビル 2 階
日本医療情報学会事務局 宛
TEL：03-3812-1702　FAX：03-3812-1703
E-mail：office@jami.jp

編 集 室

　本号では，2023年度の日本医療情報学会 課題研究会の活動報告並びに原著-研究および原著-技術，資料をお届けします．これらを参考に今後の研究テーマをご検討いただければと思います．ぜひ，ご一読ください．

　今年は大阪で，2005年に開催された愛・地球博（愛知）に続き20年ぶり，大阪で開催される万国博覧会としては55年ぶりに国際博覧会が開催されます．テーマは「いのち輝く未来社会のデザイン」として，大阪湾の人工島・夢洲（ゆめしま）を会場に2025年4月13日〜10月13日の184日間にわたり開催されます．パビリオンには「大阪ヘルスケアパビリオン」など医療に関する施設もあり，PHRなど未来の医療を感じる博覧会ではと思います．是非皆さんも参加いただき，未来の医療情報を体験してみてはどうでしょうか．新たな研究の種が見つかるかもしれませんね．

（池田和之）

●学会全般についてのお問い合わせ
入会・退会のお申込，住所変更等はホームページからお願いいたします．その他のお問い合わせは，下記にお願いいたします．
〒113-0033
東京都文京区本郷2-17-17　井門本郷ビル2F
日本医療情報学会事務局
TEL：03-3812-1702
FAX：03-3812-1703
e-mail: office@jami.jp

●編集についてのお問い合わせ
投稿原稿は下記宛，郵送してください．
お問い合わせは，メールでお願いいたします．

〒113-0033
東京都文京区本郷2-17-17　井門本郷ビル2F
日本医療情報学会事務局
TEL：03-3812-1702
FAX：03-3812-1703
e-mail: office@jami.jp

編集委員会

委員長　　池田　和之（奈良県立医科大学附属病院 薬剤部）

副委員長　近藤　克幸（特定医療法人敬徳会 藤原記念病院）

委　員　　武田　理宏（大阪大学大学院 医学系研究科）

委　員　　谷川　琢海（北海道科学大学 保健医療学部）

委　員　　美代　賢吾（国立研究開発法人 国立国際医療研究センター）

発行者
一般社団法人日本医療情報学会
〒113-0033 東京都文京区本郷 2-17-17
　　　　　井門本郷ビル 2F
　電話　（03）3812-1702
　FAX　（03）3812-1703
　ホームページ　http://www.jami.jp/

発行所
株式会社篠原出版新社
〒113-0034 東京都文京区湯島 3-3-4
　　　　　高柳ビル 3F
　電話　（03）5812-4191
　FAX　（03）5812-4292
　ホームページ　http://www.shinoharashinsha.co.jp

印刷所　　小宮山印刷工業株式会社

医療情報学（Japan Journal of Medical Informatics）

第 45 巻 1 号（通巻 226 号）2025 年 4 月 18 日発行
定価　2,619 円（本体 2,381 円＋税）
年間購読料　15,715 円（14,286 円＋税）［年 6 冊，送料弊社負担］